Recherches Historiques et B[...]

SUR LA

PHARMACIE

Recherches Historiques et Biographiques

SUR LA

PHARMACIE

DANS

Le CALVADOS

PAR

GEORGES LESAGE

PHARMACIEN, MÉDECIN

MEMBRE DE LA SOCIÉTÉ DES ANTIQUAIRES DE NORMANDIE

MEMBRE CORRESPONDANT

DE L'ACADÉMIE DES SCIENCES, ARTS ET BELLES-LETTRES DE CAEN

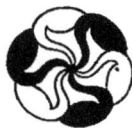

CAEN

L. JOUAN, LIBRAIRE-ÉDITEUR

98, Rue Saint-Pierre

—

1908

Extrait de l'Annuaire

de l'Association Amicale des Étudiants en Pharmacie de France

(Section de Caen)

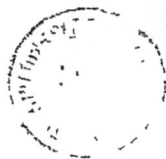

Recherches Historiques et Biographiques

PHARMACIE DANS LE CALVADOS

————◆————

I

`Eloge des apothicaires de Caen. — Une mine de mercure sous une officine.
— Un alchimiste. — Statuts de la corporation. — Réception des maîtres.
— Inspection des pharmacies — Réglementation sévère. — Apothicaires-
ciriers. — Bonne confraternité. — Jean Brise, le brave citoyen. —
Guerrier et amoureux. — L'apothicaire anobli.

« Si l'on trouve de bons pharmaciens dans quelqu'une des villes
de cette province, c'est assurément dans la ville de Caen; j'entends
par un bon pharmacien, un homme non tel que nous le peint
Sylvius (1) : il n'en existe pas, il n'en a jamais existé, il n'en existera
jamais ; mais une personne qui connait les médicaments simples en
usage, qui sait les préparer et les mélanger selon la formule ; enfin
qui remplit fidèlement et avec soin, auprès des malades, les fonctions
de son ministère (2) ».

Ce jugement porté par le savant docteur de Cahaignes, qui exerça
la médecine au XVIe siècle, nous fait connaitre le bon renom dont
jouissaient, dès ce temps là, les apothicaires établis dans notre vieille
ville de Caen.

---

(1) Sylvius, medecin de Paris, dans sa *Pharmacopée,* — dont une traduction française
parut en 1574, — souhaite que l'apothicaire soit savant, prudent, bon grammairien, qu'il
se contente d'un train de maison honnête et modere, qu'il ne soit ni avare, ni paillard,
ni querelleur, ni ivrogne. Il termine par cette apostrophe a l'adresse des mauvais apothicaires : « Que Dieu mette au cœur des rois et princes de faire punition de tels bour-
reaux, qui exercent un art avant que de l'avoir cogneu, lequel estant bien et fidelement
practiqué, est tant utile et salutaire aux hommes, et au contraire tant pernicieux, estant
practiqué par gens ignorans. Ainsi soit-il. »

(2) Eloges des citoyens de la ville de Caen, par Jacques de Cahaignes (1548-1612), ancien
recteur de l'Université.

Dans ses « Recherches et Antiquitez de la ville de Caen », M. de Bras fait allusion à l'officine de l'un d'eux, lorsqu'il rapporte un fait assez curieux que je citerai parce qu'il a trait à la minéralogie et qu'on y met en cause les apothicaires : « Je me recorde qu'en l'an 1537, l'on commençait ce plaisant et superbe bastiment que faisoit feu Nicolas le Vallois, sieur d'Escoville, près le carrefour Sainct Pierre, et comme l'on y fouissoit à l'endroit de la maison de feu Jean de la Bigne, sieur du Londel, pour y asseoir les fondemens, l'on apperceut couller une bonne quantité de vif argent, dont il en fut recueilly presque plein un pot d'estain. Des Allemans minéraux vouloyent qu'on se désistast de faire les fondemens à cest endroit là, et disoyent que c'estoit une vaine ou court de vif argent, aucuns autres qui désiroyent l'aduancement de cest édifice faisoyent entendre qu'un apotiquaire avoit demeuré auprès, sans en desiner le temps, et qu'il pouvoit estre coullé de son vif argent : pourquoy le dict sieur d'Escoville ne se voulut désister de faire bastir à l'endroit où coulloit ceste liqueur, près le cours d'Oudon, au grand desplaisir desdicts Allemans et de plusieurs marchands qui asseuroient que c'estoit une vaine de vif argent, et que tous les apotiquaires de plusieurs villes n'en pour-royent avoir fourny une si grande quantité qu'on en avoit ja recueilly, et qui encores distilloit ».

Ce Nicolas Le Valois, seigneur d'Escoville, qui fit bâtir ce beau monument — devenu le siège du Tribunal de commerce et de la Bourse — s'adonna au grand œuvre. Il composa un livre sur la phi-losophie hermétique, intitulé : *Hebdomas hebdomadum cabalistarum magorum bracmanorum antiquorumque omnium philosophorum impte-riæ continens.....* Il a laissé un manuscrit illustré de figures hiérogly-phiques. « On y voyait », dit un de ses contemporains, « au commen-cement une grande figure ronde enluminée et deux fourneaux admi-rables. Par le moyen de ce registre, on peut éclore les œufs et fondre l'or. » Il est bon de rappeler ici que les pharmaciens s'honorent d'avoir été des premiers à dissiper les rêves des alchimistes. (1)

Mais revenons à nos vieux confrères. Il existe à la collection Mancel, conservée à l'Hôtel-de-Ville de Caen, un recueil contenant un grand nombre de pièces relatives au corps des apothicaires de la ville. En tête de ces documents — qui ont fourni la matière de plusieurs chapitres de ce travail — figurent les statuts délivrés à cette corpo-ration le 5 avril 1546 (2). Ils commencent ainsi : « Cy sont les statuts

---

(1) Voir à ce sujet dans le Bulletin monumental : Notice sur quelques alchimistes normands, par Alphonse de Caix.

(2) Les apothicaires de Caen pretendaient faire remonter l'origine de leur corporation à une epoque assez lointaine On lit dans des factums publies par eux à l'occasion de divers proces : en 1739, « Des *statuts* nous furent concedes des l'année 1346 » ; en 1743,

et ordonnances faictes, accordez et publiez sur l'estat et mestier d'apoticaire en la ville et banlieue de Caen (1), du consentement des avocat et procureur du Roy nostre syre, en ensuivant les requestes faictes et réitérées par les médecins et appoticaires pour le bien et utilité de la république et santé des corps humains, fuyre et éviter aux fautes, abutz et inconvénients qui sont et pouroient ensuivir pour l'advenir à la chose publique. (2) »

Suivent vingt six articles dont je citerai les principales dispositions. On y reconnaissait d'abord que tous les apothicaires établis dans la ville et aux environs, reconnus « de suffisante probité », ayant fait leur chef-d'œuvre et lecture devant le doyen et les docteurs de l'Université, auraient le droit d'exercer leur profession.

Mais pour l'avenir, aucun ne devait professer ledit métier « qu'il ne fût estimé vulgairement sçavant et expérimenté » et n'eût subi les examens requis devant les mêmes professeurs de médecine joints aux maîtres jurés apothicaires. Remarquons ici l'introduction dans le jury d'examen des pharmaciens de la ville, ce qui constitue déjà un progrès, les médecins étant, jusqu'alors, seuls maîtres de recevoir ceux qui voulaient exercer la pharmacie.

« Celui qui par témérité contreviendra à cette ordonnance », est-il dit, « combien qu'il ait quelque bruit de sçavoir acquis par folle témérité *ou aultrement*, paiera une amende de dix livres, portée à cent en cas de récidive. »

Dans ce temps-là, l'apprenti qui désirait passer maître, commençait par adresser aux gardes jurés sa demande, accompagnée des « testimoniales », afin de prouver qu'il avait bien et dûment servi un maître de la ville ou des faubourgs pendant l'espace de quatre ans, en qualité d'apprenti et deux ans en qualité de garçon (3). Lorsqu'on

« Les épiciers conviennent que nous avons obtenu d'anciens *reglements* en 1346 ; » enfin en 1746, « On trouve dans les Archives de la ville une *mention* honorable de notre communauté. » Comme on le voit, leurs pretentions allaient en décroissant, en réalité, ils prêtaient à Philippe VI des intentions que ce monarque n'avait pas eues à leur endroit En effet, une ordonnance de cette epoque, assez peu lisible, était bien transcrite à la suite de leurs statuts, mais elle concernait tous les marchands de la ville auxquels elle accordait le privilege de vendre leurs marchandises, à l'exclusion des forains et des etrangers Les apothicaires, qui n'y etaient même pas nommés, avaient donc eu recours à une supercherie que je devais signaler, pour être veridique.

(1) La corporation des apothicaires de Rouen avait ete réglementée sous le regne precedent, trente-huit ans auparavant Avant ces ordonnances, nos ancêtres dans le metier etaient soumis aux statuts octroyes par les rois de France a tous les apothicaires du royaume. A l'encontre de la communaute de Caen, qui ne comprenait que des apothicaires, celle de Rouen reunissait les epiciers à sa corporation

(2) On en trouvera le texte complet dans le Bulletin historique et philologique du Ministere de l'Instruction publique de l'année 1907 M. Prentout, professeur a la Faculté des Lettres de Caen, a bien voulu me le communiquer.

(3) Ces deux annees de stage, ajoutées au temps d'apprentissage, étaient une modification que le Parlement de Normandie avait apportee en 1606 aux statuts des apothicaires

lui avait fixé le jour et l'heure de son examen, il se présentait devant
le jury composé du doyen en médecine, d'un docteur et de tous les
maîtres de la corporation, chez un des apothicaires de la ville auquel
il était dû, « pour l'empeschement de sa maison », vingt sols tournois
par le candidat. Après lecture et interrogations, on indiquait à celui-ci
son chef-d'œuvre, mais, avant de le composer, il avait à répondre aux
questions posées sur « la valeur, méliorité et élection des ingrédientz
entrants dans icelle composition (1) ». Le nouveau maître devait enfin
prêter serment devant le Bailli et payer dix-livres tournois ainsi
réparties : 20 sols au roi, 40 sols aux deux médecins, 20 sols à chacun
des gardes et le reste au coffre de la corporation.

Tous les ans, au mois de janvier, deux des maîtres étaient élus
gardes jurés (2), dans une assemblée présidée par le doyen de la
Faculté. C'est ce dernier qui les accompagnait chaque année, lors de
la visite des officines et des épiceries (3). Ils exigeaient du maître de
la boutique serment « bon et loyal » de ne rien cacher de ses
drogues. Les mauvais produits étaient « rejetés au feu dans la
maison du fauteur sans scandale » et ce dernier condamné à une
amende de 50 sols tournois, applicable par moitié au roi et à la
bourse de la communauté.

Les drogues et épices apportées par les marchands forains devaient
être visitées par les gardes avant d'être mises en vente, et celles qui
étaient jugées mauvaises confisquées (4).

A la Chandeleur, les gardes passaient dans les boutiques où l'on
fabriquait la chandelle, pour vérifier les marchandises (5). Une

de Caen, avant de les enregistrer La Cour avait ajouté que si les maîtres de la ville
refusaient de recevoir dans leurs maisons ces employes, « afin de faire preuve de leur
suffisante preudhommie et fidélité », il y serait pourvu par le Bailli.

(1) D'après les statuts, les fils de maîtres devaient être privilégiés. Dispensés du chef-
d'œuvre, ils n'auraient eu à faire qu'une lecture publique sur des recettes à eux assi-
gnées et à verser cent sols seulement. Mais le Parlement de Normandie, en 1606, modifia
ce règlement élaboré par les maîtres de Caen tout en faveur de leur progéniture et
exigea que les fils de maîtres subissent les mêmes épreuves que les autres candidats.

(2) En 1547, les premiers gardes élus, Jehan Le Hulle et Jacques Le Savoureux, sont
présentés par le doyen de médecine au Bailli, devant lequel ils prêtent serment « de
bien et deuement selon Dieu et raison exercer leurs charges et apporter a Justice les
faultes se aucunes y en a »

(3) « En 1598, la peste, qui affligeait la ville de Caen, obligea la Faculté a rendre un
decret pour renvoyer a un autre temps la visite et l'examen des laboratoires et des
boutiques des apothicaires »
LANGL. — Ephémérides Normandes.

(4) Parmi les affiches conservées dans la Collection Mancel, se trouve une ordonnance
des maire et echevins, juges conservateurs des privileges de la foire royale, autorisant
les gardes epiciers et apothicaires a inspecter avec des medecins les marchandises de
leur état, exposees sur la foire de Caen en 1756

(5) Les apothicaires d'autrefois etaient aussi confiseurs, comme on le voit par un
compte de 1585 relatif aux depenses faites lors des obseques du sieur de Villerville :
« Donne a l'apothicaire de Caen, qui a fourni de ce qui etoit besoin de son etat au festin

amende de cent sols était portée contre ceux des maîtres qui avaient confectionné des produits de prix comme la thériaque, le mithridate, les confections sarracenia, aurea alexandrina, sans avoir prévenu le doyen de médecine, les gardes et les autres maîtres, et contre ceux « convaincus de ne pas avoir porté honneur au doyen et aux docteurs régents de médecine, ainsi qu'aux anciens maîtres du métier. »

Celui qui était surpris « faisant monopole ou factions avec un médecin pour avoir profit aux receptes par luy ordonnées » était passible de vingt livres d'amende. L'apothicaire qui manquait d'un produit pouvait se le procurer chez l'un de ses confrères, lequel était tenu de le lui fournir « à juste et raisonnable prix ». La date du jour de la préparation devait être inscrite sur les pots et les boîtes.

Les statuts s'occupaient aussi de l'exercice illégal de la pharmacie par les chirurgiens « attendu les grands dangers qui à cause d'ignorance s'en pouvaient ensuyvir ». Ceux-ci devaient subir une amende de 20 livres, tandis que celle portée, pour semblable délit, contre les épiciers, n'était que de 40 sols, avec confiscation des marchandises.

L'article suivant devait mettre un frein à l'abus des lavements : « Les apothicaires qui administreront médecine laxative, *sans le conseil d'un médecin*, seront passibles d'une amende de vingt livres. »

Il leur était défendu de préparer un médicament — s'ils y rencontraient une erreur — avant de l'avoir communiqué au médecin. Enfin, ils ne devaient administrer aucune recette de médecine, si elle n'était ordonnée par un docteur ou pour le moins par un licencié.

Les veuves pouvaient continuer le métier de leur mari, à condition d'avoir un serviteur « bon et idoine pour régir leur ouvroir ». S'il arrivait qu'elles épousassent ce *bon serviteur*, celui-ci devait passer l'examen pour se faire recevoir maître.

Défense était faite aux médecins de la ville de tenir boutique d'apothicaire en leurs maisons, soit par eux mêmes, soit par un valet, sous peine d'une amende de 20 livres.

La vente des drogues venéneuses était interdite, sauf à ceux qui avaient coutume d'en user « comme les orfèvres et les maréchaux connus pour leur probité ». Une forte amende — cent livres — était portée contre ceux qui contrevenaient à cette ordonnance.

Les apothicaires étaient ciriers, comme le prouve l'article 38 : « Pour l'advénir les apothicaires pourront ouvrir et besongner de

---

28 livres 10 sols » *L'Inventaire du duché d'Harcourt*, d'où est extraite cette note, nous fournit encore le document suivant . Etat des mises faites par Pierre d'Harcourt, baron de Beuvron, pour les obsèques de Marie de Saint-Germain, morte en 1578 :
« Pour l'apothicaire qui l'assista en sa maladie et lui bailla les drogues et medecines par l'ordonnance des medecins, avec les embaumements, vingt livres. » Cette modeste somme, reclamée par le praticien pour une dame de qualité, tendrait à reléguer parmi les legendes les fameux » « comptes d'apothicaires »

cire en leurs maisons comme ils ont accoustumé au temps passé ». Un clerc ou courtier était chargé de prévenir les maîtres de l'arrivée des marchandises concernant leur état. Il recevait pour cet office 20 sols tournois par an, payables le jour de Saint-Lucas, sur la bourse commune, par les gardes chargés de tenir à jour le registre des dépenses de la corporation.

L'article suivant, tout en faveur de la sagesse de nos anciens, est à méditer par leurs successeurs : « Quand aulcuns des ditz appoticaires auront encommencé servyr et pencer aulcuns patientz en leurs maladies, les aultres maistres n'y brigueront ny solliciteront contre eulx et n'en prendront la charge de les pencer au préjudice des premiers occupantz, si ce n'estoit par la prière des ditz patientz et malades, sur peine d'amende arbitraire ».

Si le passé ne peut pas toujours être présenté comme modèle, on doit reconnaître qu'il avait quelquefois du bon et l'on souhaiterait, souvent voir revivre quelques-unes des prérogatives dont notre profession jouissait autrefois.

Ces statuts étaient signés des maîtres apothicaires, alors établis dans la ville (1). L'un d'eux devait acquérir dans la suite une sorte de célébrité locale, pour un haut fait que je ne saurais passer sous silence.

A la fin du XVIe siècle, époque troublée s'il en fut, la ville de Caen était en proie à la guerre civile. Le 13 août 1584, des partisans, sous la conduite d'un certain La Mothe-Corbinière, avaient envahi l'Hôtel de Ville, alors situé sur le pont Saint-Pierre. L'une des portes venait d'être fermée, l'autre était sur le point d'être close, lorsque le dévouement d'un brave citoyen sauva la cité de ses envahisseurs. Au moyen de la pique qu'il portait, il empêcha la fermeture de la seconde porte ; son fils, qui l'accompagnait, ayant engagé son mousquet à travers l'ouverture entre-bâillée, parvint à fracasser la cuisse du chef des rebelles. La herse était restée relevée, les habitants survinrent et achevèrent de tuer La Mothe Corbinière. On ouvrit les portes, la foule s'y précipita et les rebelles, qui occupaient la maison de ville, la rendirent sans résistance.

Le héros de cette journée était un apothicaire de Caen, nommé Jean Brise, qui en 1560 avait été élu échevin. Jacques de Cahaignes, auquel j'emprunte ces détails, lui a consacré un de ses Eloges en latin, dans lequel il raconte que le bon bourgeois se montra, un peu plus qu'il ne convenait, glorieux de sa prouesse. Il fit graver son

(1) Clement La Douespe, Jehan Le Hulle, Roch de la Rocque, Jehan de Travers, Michel Ruette, Guillaume Poetevin, Guillaume Noel, Jacques Le Savoureux, Nicolas Le Valloys, Jehan Brize et Jehan Le Prout.

portrait en pied, en costume militaire, ce qui fit dire à Vauquelin de la Fresnaye :

« Admirant le pourtraict du magnanime Brise,
J'admire ses hauts faits, je les vante et les prise. »

Les poètes du cru, conviés à perpétuer le souvenir d'un fait si mémorable, l'accablèrent de louanges immodérées. Depuis, on le voyait, dans toutes les émotions populaires, revêtu d'une cuirasse criblée de balles.

Il s'éprit, à l'âge de soixante dix ans, d'une jeune fille de vingt ans d'une beauté remarquable, le Docteur de Cahaignes lui décocha, à cette occasion, un épigramme se terminant ainsi :

Audite, o proceres ad bellica prœlia nati,
Quem Mars non potuit sternere, stravit amor.

Le même auteur avait dit de lui : « Si jamais quelqu'un fut un bon citoyen, ce fut Jean Brise, si l'on entend par bon citoyen celui qui oublie que ses jours sont en danger pour sauver sa patrie, celui qui, plutôt que d'attendre l'arrêt du destin, préfère sacrifier sa vie pour voler à la défense de la cité » (1). Aussi, la mémoire de ce vieux brave, malgré ses petits travers, méritait-elle d'être sauvée de l'oubli.

L'ordre chronologique m'amène à parler d'un de ses contemporains, Roch de la Roque, sieur de Courtonne, auquel Jacques de Cahaignes reconnaissait trois qualités qui en faisaient un pharmacien modèle. « Il était de plus », ajoute-t-il « modeste et respectueux envers les médecins. » A ce dernier trait, on voit un peu trop percer le bout de l'oreille, sous le bonnet doctoral.

Cet apothicaire eut toutes les joies : il fut anobli par le roi et sa fille épousa en 1579 Pierre Le Neuf, fils d'un helléniste distingué, vicomte de Caen et qui, lui-même, succéda à son père dans ce poste élevé. C'est de ce Le Neuf que descend la famille de Sourdeval, dont l'hôtel était situé à Caen, rue Calibourg.

II

Démêlés avec les médecins. — Procès avec les épiciers. — Définition nouvelle du droguiste. — Prétendue richesse des apothicaires. — Réunion des deux corporations. — Inspection des marchandises. — Nouveau procès. — Le plus habile pharmacien du royaume. — La pharmacie à Argences. — L'ancienne pharmacopée.

Les corporations avaient pour objet de sauvegarder les intérêts de leurs membres, en les protégeant contre les excès de la force et les

(1) Jacques de Cahaignes — Eloges, traduction de M le comte de Blangy. Jean Brise fut un des bienfaiteurs de l'Université de Caen en 1583.

dangers de la concurrence. Aussi, l'histoire de celle des apothicaires ne comprend-elle que le récit de leurs démêlés avec les médecins et les épiciers, ce sont donc ces menus incidents que j'aurai à raconter.

En 1714, les échevins de Caen, qui siégeaient à l'Hôtel de Ville, ne furent pas peu surpris de recevoir une requête du doyen de la Faculté de Médecine, demandant qu'il lui fût alloué une somme de 40 sols par chaque boutique d'épicier visitée par lui. Sur leur refus, le doyen s'abstint, depuis, d'inspecter les épiceries (1).

Quelques années plus tard, la Faculté voulut obliger les apothicaires à faire alternativement, à leurs frais, un cours de pharmacie galénique et chimique. Ceux-ci protestèrent, disant que les médecins voulaient faire d'eux « leurs esclaves » et arriver à se rendre maîtres de la réception des aspirants à la pharmacie, ainsi que des droits perçus en pareil cas (2). Aussi, la situation était elle très tendue entre les membres des deux professions *sœurs*, vers 1740.

Voulant profiter de cette querelle, les épiciers empiétèrent sur le domaine des apothicaires ; ceux-ci, alors, se décidèrent à frapper un grand coup. En observant le cérémonial usité en pareil cas, ils se présentèrent chez le docteur Marescot, alors doyen de la Faculté, pour l'inviter à venir inspecter les marchandises des épiciers de la ville, mais il fut, d'après eux, « aussi peu touché de son devoir que de leurs compliments » (3). Ils lui adressèrent alors une sommation par écrit, à laquelle il ne répondit pas (4). Une semblable démarche auprès du doyen des épiciers resta également sans réponse.

En présence de cette abstention voulue, les gardes apothicaires procédèrent seuls à la visite des épiceries. Dans plusieurs d'entre elles ils saisirent des médicaments (5), entre autres chez Pierre

---

(1) Les apothicaires écrivaient à ce propos . « L'usage de Paris combat les prétentions des professeurs de médecine de Caen, lesquels, quoique fort intègres et très attentifs à leurs devoirs, ne seraient pas fâchés de recueillir le fruit de leurs peines ; privés de toute espérance de rétribution, ils sont devenus paresseux. «

(2) « Les apothicaires ont payé 300 livres, pour 40 sols portés par les statuts, pour chaque réception, a ces médecins, somme exorbitante, pour laquelle il y a procès au Conseil ». (Mémoire de 1746)

(3) Le docteur Marescot était sans excuse valable « en effet, est-il dit, il ne va en classe qu'à onze heures et ne voit aucun malade, sur le fondement d'occupations imaginaires. »

(4) Le doyen « agent principal de ce procès » persista dans son ressentiment. Un certain chirurgien, nommé Pierre Turgis, avait demandé aux apothicaires de Caen de le recevoir, disant que « les chirurgiens de Villedieu, où il était fixe, étaient dans l'usage de vendre des médicaments, et qu'il exerçait les deux professions depuis douze ans. » Il fut reçu et le procès-verbal porte que l'on procéda à l'examen, après avoir vainement attendu jusqu'à deux heures le doyen de la Faculté

(5) Ce n'était pas la première fois que cette contravention était relevée De nombreux jugements avaient condamné les épiciers, notamment en 1557 et en 1577 Les gardes apothicaires avaient fait condamner en 1655 plusieurs épiciers, les sieurs Michel Neveu, Pierre Thule et Jacques Asselin, a l'amende et à la confiscation des marchandises mises en vente En 1664, à la suite d'une sentence du Bailli de Caen, six épiciers étaient condamnés chacun à 30 sols d'amende envers le roi et autant envers les gardes Ceux-ci avaient confisqué les produits et proclamé le jugement dans tous les carrefours de la ville

Chibourg (1) dit Lapierre, Michel Hermerel la Croix, demeurant à Vaucelles, et Guillaume Gost.

La communauté des épiciers protesta contre cette saisie, arguant de nullité par suite de l'absence des médecins. Elle mit en avant un autre argument au moins singulier. Un édit de 1673, triste fruit de la guerre, destiné à faire face aux besoins d'argent toujours croissants de l'Etat, obligeait les corporations à faire confirmer de nouveau leurs statuts. Les apothicaires de Caen, dont les statuts, depuis 1546, avaient été plusieurs fois vérifiés, s'étaient abstenus de remplir cette nouvelle et coûteuse formalité, ce qui fit dire aux épiciers qu'ils devaient être considérés comme des gens *sans titre et sans qualité* (2). Les épiciers furent néanmoins condamnés à vingt livres d'intérêts et aux dépens, mais ils obtinrent la restitution de leurs marchandises saisies (3).

Cet échec des épiciers les poussa à faire étendre leurs attributions. A cet effet, ils demandèrent en 1746, d'adjoindre, à leurs statuts de 1716, quelques articles de nature à porter un grave préjudice aux apothicaires. Ils avaient trouvé une définition nouvelle de leur état, qu'ils énonçaient ainsi : « Qu'est-ce qu'un épicier-droguiste ? N'est-ce pas un marchand qui a la faculté de vendre et de débiter en gros et en détail toutes sortes de drogues simples et fines, tout ce qui se fait enfin *par expression*, à la différence de ce qui se fait *par infusion*, qui n'appartient qu'à la profession d'apothicaire » (4).

En conséquence, ils demandaient de vendre, concurremment avec les apothicaires, les quatre grandes compositions, les sirops, trochisques, produits chimiques, eaux distillées, huiles par expression et enfin toutes les substances végétales et animales entrant dans la composition des remèdes. Ils prétendaient ne laisser aux apothicaires que le débit des drogues « en tant qu'il en était nécessaire pour chaque médecine commandée par les médecins ou les particuliers ». En somme, ils aspiraient au monopole des produits pharmaceutiques, dont les apothicaires se seraient fournis chez eux au fur à mesure de leurs besoins. Ceux-ci défendirent pied à pied les privilèges qui leur avaient été concédés.

(1) Chibourg, inculpé d'avoir délivre, en 1723, de l'eau forte à la place d'essence de romarin, s'en défendit dans un mémoire imprimé, en 1740.
(2) Qu'on ne sourie pas de cet incident d'audience, n'avons-nous pas vu, il y a seulement trois ou quatre ans, l'avocat d'un épicier exerçant la pharmacie illégalement, prétendre que les pharmaciens n'étaient pas recevables, attendu qu'aucun d'eux n'avait prêté le serment exigé par la loi de germinal an XI
(3) Mémoire pour J.-F. Dupont et J.-F. Thierry, gardes apothicaires jurés, servant de réponse au mémoire des épiciers du 20 mars 1743, 18 pages in-4, veuve Joie, imprimeur.
(4) Supplique des marchands épiciers, droguistes, cireurs et confiseurs de Caen contre la communauté des apothicaires, présentée à M. de la Buffe, commissaire nommé par le roi pour entendre les parties, 25 pages in-4, 1746. Les gardes épiciers étaient alors J.-E. de la Vauterie Dan, G. Fossey, Desobeaux et Lerebourg

La lecture des mémoires des deux parties est assez piquante. « On doit réprimer l'envie démesurée des apothicaires de s'agrandir sur les ruines de notre profession », disent les épiciers, « leurs attributions ne sont elles pas déjà assez étendues, sans qu'ils veuillent encore envahir notre domaine? Tout le monde sait, à n'en point douter, et on est forcé de le dire, qu'en France, comme dans les pays étrangers, il n'est peut être pas d'état si lucratif que celui d'apothicaire, puisqu'un maître, qui a fait à peine pendant dix ans sa profession, devient tout à coup riche et opulent, avec une rapidité presque incroyable. Il n'est même pas douteux que cinq ou six apothicaires de Caen qui composent toute leur communauté, bénéficient plus que cinquante trois épiciers droguistes ou environ existant dans la nôtre, dont les deux tiers ne pourraient même pas subsister sans la permission qu'ils ont de vendre et de débiter du tabac ». A quoi leurs adversaires répondent : « Quoique au nombre de neuf maîtres seulement, nous avons peine à trouver dans notre profession une subsistance honnête et suffisante pour l'entretien de nos familles, ce n'est que trop public. L'un même d'entre nous, faute de travail, a été obligé nouvellement d'aller tenter une fortune étrangère » (1).

Ce procès eut un résultat inattendu : par un arrêté de 1751, la communauté des apothicaires et celle des épiciers de Caen furent réunies en un seul et même corps et régies par les mêmes gardes, ainsi que cela se pratiquait à Rouen. Ce rapprochement, que les apothicaires déploraient, eut pourtant pour eux un bon côté, au point de vue financier.

Les Archives du Calvados conservent le *Registre pour le bureau des marchands apothicaires, épiciers, confiseurs de la ville et faubourg de Caen*, commencé en mars 1735 et terminé en novembre 1763. On y voit que les gardes des deux professions étaient presque chaque jour appelés à leur bureau pour examiner les divers produits destinés à l'épicerie. Ils y venaient au nombre de deux, un de chaque corporation, et l'examen terminé, rédigeaient un procès-verbal, ainsi conçu : « Aujourd'hui mercredi, 20e jour du mois de mai 1755, a esté apporté au Bureau des marchands apothicaires, épiciers, droguistes et confiseurs de cette ville de Caen, scis paroisse St-Jean (2), par le

---

(1) Supplique présentee à M de la Briffe par les maîtres jures apothicaires contre les épiciers. Juillet 1747, 11 pages in-4° Caen, chez Poisson, imprimeur. Ce mémoire est signe des maîtres alors etablis à Caen : Jacques Durel, ancien garde et doyen, J -P Thierry, garde, François-Joseph Dupont, Jean-Elie Morin, Charles Huchon du Desert, François Auvray de Coursanne, Julien de Caen, Rene Dupont-Longpre, Jean-Baptiste Fouquet.

(2) Un usage de bonne confraternité, — d'ailleurs conforme a l'article 18 de leurs statuts — était etabli entre les apothicaires, usage suivant lequel il faisaient venir en commun les produits dont ils avaient besoin Le 25 avril 1746, ils avaient acheté, au

sieur Jean Lebert, marchand colporteur, de la paroisse d'Antoigny, généralité d'Alençon, trois balles de fenugrec, deux balles de réglisse verte, une balle de coriandre. Toutes lesquelles marchandises ont été par nous, gardes soussignés, visitées et examinées, suivant et aux termes des règlements et, après la visite faite, les avons trouvées de bonne qualité, pourquoy les avons remises au dit sieur Lebert à huit heures du matin. Ce qu'il a signé conjointement avec nous ce dit jour et an ». Signé : Jean Lebert, Desclozets, Dupont (1).

Mais ces opérations faites en commun n'empêchèrent pas un grave conflit de s'élever entre les apothicaires et les épiciers ; ces derniers, s'autorisant de l'arrêt de réunion de 1751, prétendaient jouir des privilèges des apothicaires, bien que les deux communautés eussent conservé leurs statuts particuliers.

Il y avait à cette époque, à Caen, sept apothicaires (2) et soixante-dix épiciers (3). Parmi ces derniers, trois (4) joignaient à leur commerce d'épicerie celui de la pharmacie, sans être reçus maîtres de cette profession. Les apothicaires leur intentèrent un procès qui dura longtemps. Le principal épicier, le sieur Abel Le Creps, avait son magasin près de la fontaine Gémare. Il avait été « premier garçon de boutique », pendant quinze ans, chez un apothicaire de la ville et, après le décès de celui-ci, chez sa veuve. Pendant ce temps, il avait vendu des médicaments et formé des maîtres en pharmacie, dont l'un, le sieur Fouquet, avait justement reçu de ses confrères pleins pouvoirs pour poursuivre le procès.

Son défenseur disait, dans sa plaidoirie : « Ses compositions ont

---

faubourg St-Julien, une maison avec ses dependances, pour leur servir de laboratoire et de jardin botanique. On parlait moins de mutualité, mais on la pratiquait mieux qu'aujourd'hui, du moins dans notre profession Après leur réunion aux épiciers, le bureau de ces derniers leur servit de lieu d'assemblée, les examens y avaient lieu, car les syntheses imprimées en 1770 portaient : *in œdibus pharmacopœorum, via Sancti Johanni.* Dans la suite, il fut transporté sur la paroisse Notre-Dame, au champ de foire.

(1) Rene Dupont, apothicaire, paroisse Saint-Jean, fils de Rene Dupont, sieur de Riderel, du bourg de la Ferté-Mace, épousa en premières noces Anne Campion et, en 1766, en secondes noces, Thérese Autin, fille d'un contrôleur du bureau des tabacs de Caen. (Minutes du notariat d'Argences)

(2) « On sait que depuis longtemps », lit-on dans une piece du procès, « les apothicaires sont curieux d'être en petit nombre, ils en font mieux leur compte et le public en souffre. Si on autorise les trois épiciers à tenir l'apothicairerie, ils ne seront que dix en tout, est-ce trop pour une grande ville comme Caen ? » A quoi les apothicaires répondent « C'est notre réunion en corporation avec les épiciers qui occasionne la disette des sujets et non pas, comme ceux-ci veulent le donner à entendre, le concert prétendu qu'il y a entre les maîtres de ne point vouloir faire d'apprentis ; concert chimérique, inventé à plaisir, et qui n'a jamais eu lieu » En réalité, ils étaient proportionnellement plus nombreux que dans les autres villes du royaume, car, à la même époque, on comptait à Rouen dix apothicaires et quatre-vingt-sept à Paris

(3) Il y avait aussi cent quarante-neuf droguistes avec cent quatre-vingts garçons. Les sept apothicaires n'avaient en tout que quatre garçons de boutique.

(4) Les sieurs Laplanche, Grivet et Le Creps.

été vues, examinées, goûtées et flairées par le sieur Morin, qui les a
trouvées parfaites, nul inconvénient par conséquent à craindre de la
part du sieur Le Creps dans l'exercice de la pharmacie. En pourrait-on dire autant de tous les apothicaires ? Il est prêt à subir les
examens et à faire chef-d'œuvre contre le plus habile apothicaire de
Caen, contre tous même ensemble, si l'on en excepte le sieur Jean-
Elie Morin, dont il révère le talent et l'habileté, et *qui trouverait à
peine son égal dans le royaume.* »

Les épiciers demandaient qu'à l'avenir aucun apothicaire ne pût
être reçu si ce n'était en présence et du consentement des gardes de
la branche d'épicerie-droguerie, sous peine de nullité de réception.
De plus, les fils d'épiciers de la ville devaient être reçus maîtres
apothicaires, en faisant seulement demi chef-d'œuvre et en ne payant
que demi-droit, aux termes des statuts.

Ils furent déboutés de leurs demandes et le 23 février 1753, une
sentence du siège de la police du Baillage les condamna à 86 livres
d'amende avec saisie des marchandises trouvées chez les délinquants.
Ils en rappelèrent et ne furent pas plus heureux devant le Parlement
de Normandie qui, le 19 mai 1760, confirma le premier jugement. Il
fut décrété qu'à l'avenir, les apothicaires de Caen suivraient les règle
ments de ceux de Rouen, datant de 1508. (1)

Dans la suite, Abel Le Creps se réconcilia avec notre corporation ;
il en fit même partie, car depuis 1766, il figure sur la liste des apothicaires de la ville, comme ayant une officine rue du Tour-de-Terre.

A plusieurs reprises, le Parlement de Rouen s'était occupé de
l'exercice illégal de la pharmacie. On lit dans un de ses arrêts, en
date du 21 mars 1755 : « Rien n'est plus ordinaire dans toutes les
petites villes, bourgs et villages de la province, où il n'y a pas d'apothicaire reçu en règle, que d'y voir des échopiers qui, sans avoir
jamais eu aucuns principes de la pharmacie, ont la témérité non
seulement de vendre des médicaments composés, mais encore de les
composer eux mêmes. Quels inconvénients un pareil commerce, s'il
était toléré, ne produirait-il pas, puisque ces sortes de gens, dont la
plupart ne sçavent pas lire, ignorent la force, la qualité et les propriétés des compositions et de quelle manière elles doivent être
préparées ! » (2)

(1) Cf. — I A Nosseigneurs du Parlement, en la grande chambre, supplique des maitres
apothicaires contre les sieurs Le Creps, Laplanche, appelants de la sentence de police de
Caen de 1753 et Etienne Grivet 26 pages in-4 Leboulanger, imprimeur du roi, rue des
Jésuites. 1758

II Reponse à griefs que fournissent, devant Nosseigneurs du Parlement, les apothicaires
contre Le Creps, etc. 20 pages. Leboulanger, imprimeur

III. Sentence du siege de police du Baillage de Caen, du 23 février 1733. 34 pages in-4.
Lallemant, imprimeur, a Rouen.

(2) Plaquette de six pages, imprimée a Rouen, chez Lallemant.

Des recherches faites dans les registres des notaires m'ont permis de reconnaître l'exactitude de ces faits. En ce qui concerne le bourg d'Argences, on voit, en 1739, une vieille femme, la veuve Ancelle, vendant dans sa boutique des jujubes, du séné, du jalap, du vert de gris et du mercure avec des chapelets, des bonnets à bateau, des coiffes, des pierres à fusil et du tabac. A la même époque, un certain Etienne Maubert, syndic du bourg d'Argences, se disait mercier-cordier, mais il avait bien d'autres cordes à son arc, car il vendait aussi des sabots, de la vaisselle, fabriquait des cierges et de la chandelle. Dans l'inventaire qui fut fait après son décès (1744), on trouve pêle-mêle, avec des « couleurs à peindre », des prunaux et du suif battu, les articles suivants, qui relèvent bien de la profession d'apothicaire : assa fœtida, aloes, couperose, noix de galle, huile de mille-pertuis, hermodactes (1), sel d'Epsom, sel végétal, sirop de violat, huile de laurier, onguent suppuratif, bâtons de diachylon, mercure doux (2). Tout cela ne constitue-t-il pas une boutique d'apothicaire ? Du reste, le bonhomme n'opérait pas tout à fait au hasard, car il puisait sa science dans un livre relié en veau, portant le titre de *Pharmacopée royale*.

Par la suite, les règlements furent exécutés, même dans les petits centres, et, à Argences, dès avant 1777, il y avait une officine assez bien montée et tenue par un maître en pharmacie, nommé Charles Hue. Ce dernier ne négligeait pas les bénéfices que pouvait lui procurer la vente de produits étrangers à la pharmacie, tels que dragées, sucre d'orge, papier à lettres, poudre à poudrer, têtes de clous, plomb, poudre à poudrer et pierres à fusil.

Dans son inventaire, sont énumérés environ 300 produits différents (3), entre autres, orviétan (4), diagrède (5), baume sympathique (6), poudre d'Helvétius (7), terre sigillée (8), miquacam,

(1) Tubercules d'une espèce de colchique d'Egypte, qui entraient autrefois dans plusieurs compositions galeniques.

(2) Il n'avait pas de balances de précision, et mesurait probablement le calomel avec une spatule a grain

(3) Pour ceux que ces détails pourraient intéresser, j'ajouterai que l'officine fut vendue après décès, en 1777, 3 400 francs a Louis-Andre Halbique — dont le fils a été pharmacien a Caen, rue Saint-Jean — Il prit en même temps la suite du bail, qui n'était que de 90 francs Heureux temps !

(4) Ainsi appelé d'Orviette, ville d'Italie, qui en envoyait beaucoup. Cet électuaire, mis en vogue par les charlatans, figura au Codex jusqu'en 1818. Il comprenait dans sa composition diverses plantes, des cœurs de vipères et de la thériaque « Si quelqu'un est invité a un festin et qu'il y soupçonne du poison, qu'il prenne gros comme une noisette d'orviétan », dit un prospectus de 1620.

(5) Purgatif composé de scammonée et de soufre.

(6) Teinture analogue au baume du Commandeur.

(7) Poudre de myrrhe et de corail composée

(8) Terre grasse et astringente, mise en pains et recouverte d'un sceau . elle était censé venir de l'île de Lemnos et entrait dans la thériaque.

onguent divin (1), pierre admirable, catholicon doubles (2), antiquus poterius, yeux d'écrevisse, cloportes, huiles de scorpions (3), crapauds préparés et crâne humain (4) ! Je n'ai pu résister à citer ces divers ingrédients, pour donner une idée de ce qu'était notre profes sion à cette époque.

III

La discorde dans la corporation. — Les apothicaires de Troarn. — La clef du coffre. — Fossey des Mézerets épicier-droguiste. — Son admission à la maîtrise. — Factum contre les apothicaires. — Un quiproquo. — Sentence du juge de police. — Impôts sur les apothicaires. — Les officines de la ville en 1781.

Il faut le reconnaître, la paix ne règne pas toujours parmi nos vieux confreres caennais. En historien fidèle, je dois enregistrer cer taines querelles qui s'élevèrent entre eux à la fin du xviiie siècle.

En 1761, c'était François de Coursanne, établi sur la place Royale, qui se plaignait à l'Intendant de son rôle de capitation qu'on avait augmenté de 35 livres en une seule fois. Pendant le même temps, ses confrères, au nombre de sept, n'avaient subi en tout que 25 livres d'augmentation ; il attribuait ce supplément d'impôts à la jalousie et à l'inimitié des gardes en charge de sa corporation. Il devait avoir raison, car il fut fait droit à sa requête.

Une dizaine d'années plus tard, un apothicaire de la ville, Germain Pillard, qui avait insulté et maltraité son confrère Dupont-Longpré, devant toute la communauté assemblée, se voyait condamné à 20 livres d'intérêts envers lui, avec 36 livres de frais et à l'insertion de la sentence sur le registre de la corporation (5)

En 1771, la réception d'un nouveau maître fut la cause d'une querelle qui se prolongea assez longtemps. Une ordonnance royale permettait aux chirurgiens exerçant dans des localités où il n'y avait pas d'officine ouverte, de se faire recevoir apothicaires. L'un d'eux, établi dans le bourg de Troarn, Jean-Jacques Hervieu, se présenta devant la corporation de Caen pour obtenir des lettres de maîtrise.

(1) Onguent blanc de Rhazes camphré.

(2) Electuaire de rhubarbe compose

(3) Composée avec des scorpions. qu'on faisait venir de la Provence et du Languedoc.

(4) On en faisait un magistere pour lequel Lemery conseillait d'employer de preference « le crâne d'un jeune homme mort de mort violente ».

(5) Je me hâte de dire que cet apothicaire à la main leste, n'était pas Normand mais Bourguignon. Natif d'Auxerre, apres avoir été apprenti à Amiens et à Alençon, il avait été garçon de boutique a Paris, chez Azéma, démonstrateur en chimie au jardin du roi, et successeur de Geoffroy. Lorsqu'il se présenta aux examens, il tenait à Caen l'officine de la veuve Dupont, à laquelle il succeda vraisemblablement

En fait d'études, il avait simplement suivi un cours de chimie pendant quelques mois. Les maîtres de Caen, assemblés au nombre de huit, ne purent se mettre d'accord, cinq d'entre eux ne voulant pas admettre un candidat qui n'avait fait aucun apprentissage, alors que les statuts exigeaient huit années de stage. Les autres, parmi lesquels les deux gardes en charge, furent d'un avis contraire (1), et, s'étant constitués en jury, ils admirent notre chirurgien à la maîtrise, il prêta serment le 5 octobre. Ce que voyant, Auvray de Coursanne, fit recevoir apothicaire le 8 octobre, pour exercer également à Troarn, son ancien employé, Jean Geoffroy. Puis les cinq opposants, ses amis — auxquels on ne saurait, dans la circonstance, donner tort — intentèrent un procès à ceux de leurs confrères qui avaient procédé à l'examen du chirurgien. Ils arguaient que les épreuves devaient être annulées, le jury de trois membres étant en nombre insuffisant. Les autres ripostaient que Geoffroy avait été interrogé avec complaisance. L'autorité mit tout le monde d'accord en maintenant les nouveaux maîtres, et le bourg de Troarn qui, jusqu'alors avait manqué de pharmacien, eut deux officines pour une.

Un vent de discorde avait décidément soufflé sur la corporation. Sur son refus d'admettre un sieur Dumesnil à subir les examens, celui-ci avait obtenu contre elle une sentence de police. Les apothicaires en ayant appelé, il s'était pourvu au Conseil. Un jour, les membres de la communauté étant en séance, un huissier se présente pour avoir l'arrêt du Conseil renfermé dans le coffre, lequel ne pouvait s'ouvrir qu'avec trois clefs, qui étaient en la possession des deux gardes et d'un ancien garde nommé Lefauconnier. Ce dernier refuse de donner sa clef ; enfin, devant les instances des autres membres, il la leur remet et, le coffre ouvert, se saisit précipitamment d'une poignée de papiers pour les emporter, mais ses confrères les lui arrachent des mains. A la suite d'invectives prononcées par l'ancien garde, cet incident se termina par un procès devant le Bailli et Le Fauconnier fut condamné à dix-huit livres d'amende envers la corporation (2).

Fossey des Mézerets, après avoir appris son métier ehez son père (3)

---

(1) On venait, disaient-ils, de recevoir avec facilité, sans exiger les conditions d'apprentissage requises, des maîtres apothicaires, pour les bourgs de Villedieu et de Villers-Bocage.

(2) La justice ne chômait pas dans ce temps-là, les apothicaires se chargeaient d'alimenter le prétoire. L'année 1772 vit éclore plusieurs procès motivés par l'éternel grief : la vente de médicaments par les épiciers. Ceux-ci, se rappelant qu'ils formaient avec les apothicaires un seul corps ayant une caisse commune, réclamaient à leur tour un droit que ces derniers avaient négligé de payer, lors de la réception des derniers maîtres.

(3) Comme il prétendait avoir, dès cette époque, appris à connaître les drogues, les apothicaires répondirent : « Il n'a pu acquérir cette science chez son père, dont le commerce se bornait uniquement à ne vendre que pour quelques liards de poivre et d'épices et à fabriquer des pierres bleues. »

à Caen, s'était fait recevoir épicier-droguiste en 1758. Désireux d'étudier la pharmacie, il chercha à se placer dans une officine, mais aucun des apothicaires de la ville ne voulut le prendre comme apprenti. Il entra alors en cette qualité chez un pharmacien de Saint-Lo, Gonfrey de la Renaudière, ancien directeur de la mine de cinabre, du Mesnil-Dot (1), puis continua son stage à Paris et à Versailles. De retour à Caen, il y suivit pendant deux ans des cours de botanique et de matière médicale et un autre de chimie, en qualité de « premier artiste (2) » du docteur Desmoueux, doyen de la Faculté de médecine, puis il demanda à subir les épreuves donnant accès à la maîtrise.

A la date fixée pour son examen, il se présenta, dit-il, deux fois à l'heure marquée au siège de la corporation où il ne trouva personne. Le clerc de la communauté refusa de dresser procès-verbal de cette absence « ne voulant pas encourir la haine de gens auxquels il était soumis par devoir. » Les apothicaires prétendirent qu'il était venu exprès avant l'heure, pour tirer prétexte de leur absence. Dans tous les cas, il refusa dans la suite de répondre à l'invitation qui lui fut adressée par la corporation assemblée.

Sur sa demande, appuyée par la Faculté, le roi, en son conseil, lui permit, étant donné le refus de la corporation, de subir les épreuves pour l'admission à la maîtrise devant trois médecins de la ville. Le premier examen eut lieu le 20 avril 1763, le second quelques jours plus tard, au Jardin Botanique, et, le 16 mai, il passait son chef-d'œuvre ainsi composé : orviétan, tablettes béchiques, esprit de sel volatil, huile de succin, esprit de corne de cerf succiné, fleurs d'antimoine, fleurs de sel amoniac martiales, or fulminant, « auxquelles opérations il joignit celle de faire une eau de Luce très laiteuse ». Il avait pris soin d'inviter les gardes apothicaires à son chef-d'œuvre, ceux-ci prétendirent qu'il ne l'avait fait qu'après avoir obtenu de préparer uniquement des produits qui lui étaient familiers.

Quoiqu'il en soit, il fut reçu, puis admis à prêter serment devant le Lieutenant de police et à recevoir ses lettres de maîtrise. Les apothicaires de la ville, invités à se présenter à l'audience, s'en étaient tous dispensés, « les uns par infirmités, les autres par des occupations qu'ils ne pouvaient souvent quitter, sans faire un préjudice considérable à la société et à l'Etat ». C'étaient là des phrases pompeuses qui cachaient mal leur dépit. Ils poussèrent encore plus loin leur

(1) Cette mine avait été signalée ainsi en 1692 par Pomet dans son *Histoire des drogues* « On a trouvé depuis peu en Normandie, entre Saint-Lo et Carentan, près un lieu appelé le Fossé rouge, une mine de cinabre, mais la grande dépense que l'on aurait été obligé de faire, a été la cause que l'on l'a rebouchée. » Comme on le voit, l'exploitation en fut reprise au siècle suivant
(2) C'est ainsi qu'on nommait alors le préparateur d'un cours

rancune, en ne voulant, dans aucune circonstance, reconnaître Fossey pour un des leurs et en protestant même sur le registre de leur communauté contre son titre d'apothicaire. Au moment des examens, ils se gardaient bien de le convoquer : à la fin, il se fâcha et leur fît défendre de procéder à aucune réception sans lui, sous peine de 200 livres d'amende. Les apoticaires formèrent alors appel de la sentence du Lieutenant de police.

Pour répondre à leurs griefs, Fossey publia un factum (1) que les apothicaires jugèrent « ironique et indécent ». Il est vrai qu'après avoir fait valoir ses études, il avait ajouté : « Cela vaut bien huit années passées dans une boutique à faire des sacs de papier, broyer des drogues et apprendre à mal faire une médecine. C'est à la science du pharmacien que le public accorde sa confiance et non pas au mérite de placer adroitement une seringue. Si je n'avais été expert que dans ce noble exercice, peut-être n'aurai-je pas trouvé tant d'obstacles à ma réception. » Il avait été plus loin encore en disant : « Je propose que les apothicaires choisissent le plus habile d'entre eux et qu'ils le députent pour m'interroger. Je prends à ma charge de répondre à toutes les interrogations qui me seront faites, à condition que le savant député répondra pareillement à mes propres interrogations. » Inutile d'ajouter que cette proposition ne fut pas acceptée. A ce factum, les apothicaires répondirent par un autre mémoire (2), ils ne paraissent pas avoir eu le beau rôle dans cette affaire et furent un peu ridicules en écrivant : « Sieur Fossey, réfléchissez sur votre égarement et sachez-nous gré de notre modération, nous méprisons votre satire et votre enflure. »

Les hommes n'étaient pas meilleurs dans ce temps-là qu'ils ne le sont aujourd'hui, je soupçonne fort les pharmaciens de Caen d'avoir voulu, en n'acceptant pas leur compatriote comme apprenti et plus tard en refusant de le recevoir, éviter la création d'une nouvelle officine. Leurs efforts furent vains, mais ils ne désarmèrent pas pour cela, témoin le fait suivant qu'on croirait d'hier. Une femme se présente un jour chez un apothicaire de la ville, le sieur Fouquet, et lui demande de l'*huile vulnéraire hollandaise*. Après avoir consulté ses auteurs, notre pharmacien répond : Ce produit n'existe pas, je ne le vois pas indiqué dans les dispensaires ; si vous en trouvez quelque part, venez donc me le faire voir. Une demi-heure plus tard, la

(1) Memoire pour J -C. Fossey des Mézerets, marchand, contre les maîtres-gardes apothicaires de Caen, appelants de sentence rendue en police de Caen, le 19 octobre 1763, pour servir de reponse à l'ecrit de griefs des dits apothicaires — 28 pages in-4° Leroy, imprimeur a Caen

(2) Mémoire pour les maîtres apothicaires appelants de la sentence de police de Caen du 19 octobre 1763, contre le sieur Fossey, maître épicier simple, pour servir de réponse a son memoire In-4°. 70 pages Jacques Dumesnil, imp' a Rouen

cliente revient, montrant triomphalement une bouteille qu'on lui a vendue, dit-elle, six sous et qui contient un liquide épais. Fouquet examine le médicament et, devant quelques voisins qui se trouvaient là : Madame, dit-il, on vous a trompée, j'aurais pu vous en donner autant pour six liards, attendu qu'on vous a délivré de l'huile de pétrole. Sentez vous-même ce flacon et comparez avec la bouteille que vous m'apportez, vous verrez qu'il n'y a pas de différence.

L'affaire ayant fait quelque bruit, le pharmacien incriminé d'avoir donné un médicament pour un autre, — le susdit Fossey — poursuivit son confrère devant le tribunal de police. Le juge embarrassé, les pièces à conviction n'étant plus là, rendit cette sentence bizarre : « Ordonnons que les apothicaires vivront désormais en bonne intelligence, au surplus les parties renvoyées hors. » Les deux plaideurs, peut-être au fond très heureux du résultat, protestèrent en disant : « Voilà une façon nouvelle de réconcilier les gens, malgré qu'ils en ayent ». Cette réconciliation eut lieu cependant, car nous voyons dans la suite Fossey des Mézerets prendre part à tous les actes de sa corporation, il figure sur une thèse citée dans cette étude, comme « conducteur » d'un candidat à la maîtrise. Il épousa la fille du sieur de Caen, apothicaire, et succéda à son beau-père.

Le gouvernement faisait payer assez cher aux corporations les privilèges dont elles jouissaient. Il frappait souvent à leur caisse, car, en 1746, les apothicaires écrivaient : « Les membres de notre communauté ont payé tous les droits qu'on a exigés d'eux, dernièrement le droit de confirmation et celui des contrôleurs et inspecteurs des arts et métiers, eux seul savent avec quelle peine ! » Du nombre des impôts qui fleurissaient sous l'ancien régime était, sous un autre nom, l'impôt sur le revenu, dont on nous menace aujourd'hui ; la Révolution le fit disparaître, espérons qu'on ne le reverra plus. Il m'a paru intéressant de rappeler celui qui, sous le nom de *vingtièmes de l'industrie*, frappait les pharmaciens en qualité de commerçants. Chaque année, les gardes apothicaires, informés par l'Intendant de la Généralité de la somme que leur corporation devait fournir, la répartissaient selon la fortune de chacun. En 1781, pour 153 livres 9 sols, voici quel fut la part de chacun des maîtres. Ce document indique en même temps la situation des officines de la ville.

Il n'y avait pas à cette époque de pharmaciens à Vaucelles, ni dans les quartiers du Vaugueux et de Saint-Gilles. On en comptait trois dans la rue Saint Jean : Jean-Jacques Daumesnil, taxé à 1 livres 10 sols, Robert-François Vasse à 6 livres et Auvray de Coursanne le jeune, à 8 livres ; un sur la place Royale (aujourd'hui place de la République), la veuve de Jean-François Auvray de Coursanne, taxée à 18 livres

10 sols ; un sur la place Saint-Pierre, Louis-François Hardy (1), taxé à 7 livres ; un dans la rue Froide, François Thierry, taxé à 17 livres 10 sols ; un dans la rue du Tour de-Terre, Abel Le Creps, le plus riche des membres de la corporation, puisqu'il était taxé à 57 livres 10 sols. La rue Saint-Pierre actuelle (entre l'église de ce nom et la place Malherbe), en comptait trois, dont deux rue Notre-Dame : Fossey l'aîné, taxé à 9 livres 10 sols et Pillard à 6 livres et un autre rue Saint Etienne, le sieur Fauconnier le jeune, taxé à 2 livres 10 sols. La rue Saint Sauveur — bien plus commerçante qu'elle ne l'est aujourd'hui depuis la construction des Facultés — en comptait un, Pierre Baudry, taxé à 6 livres. Non loin de lui, sur la place Saint-Sauveur, il y avait encore Fauconnier l'aîné, taxé à 2 livres 9 sols. Enfin, la veuve Delaplanche, taxée à 12 livres, demeurait au Bourg-l'Abbé, probablement sur la place du Marché-au-Bois, centre du quartier Saint-Etienne.

Soit un total de treize officines, situées à peu près comme elles le sont de nos jours. On remarquera que trois de nos confrères se sont établis assez récemment en des points de la ville, privés de pharmaciens depuis longtemps, mais qui en possédaient avant la Révolution (2).

IV

La bannière des apothicaires. — Ce qu'il en coûtait pour être reçu maître apothicaire. — Les thèses de pharmacie. — Compliment adressé au jury. — Une lignée d'apothicaires. — Louis Bacon. — Frédéric Berjot. — Léon Lebehot. — Louis Lepetit. — La pharmacie à Caen.

Bien que probable, l'existence à Caen d'une confrérie d'apothicaires, ayant un caractère religieux, n'est mentionnée nulle part. Dans tous les cas, il est naturel de penser, qu'après la réunion des deux communautés en une seule, les apothicaires furent tenus de se joindre aux épiciers, ciriers droguistes et confiseurs de la ville, chaque année, le jour de Saint-Jean-Baptiste, pour assister à un service solennel dans l'église des Cordeliers (aujourd'hui la chapelle des Bénédictines). Le lendemain de cette solennité, l'assemblée générale avait lieu, dans la salle capitulaire du même couvent. Dans

---

(1) Reçu à Rouen, le 30 juillet 1779, ex officio, pour exercer a Caen. En vertu d'un arrêt du Conseil du roi, la communauté des apothicaires de Rouen avait été autorisée a délivrer des lettres de maîtrise valables dans toute la Normandie, aussi de 1711 à 1802, voyons-nous neuf apothicaires reçus dans cette ville pour exercer dans le departement du Calvados.

(2) Place de la République, place Saint-Pierre et rue de Geôle (non loin de la rue du Tour-de Terre).

cette assemblée, les épiciers procédaient à l'élection de quatre gardes-jurés, chargés de veiller à l'exécution des statuts. Un des ouvrages de Paul Lacroix (1) reproduit la bannière de la communauté des apothicaires de Caen, sur laquelle une seringue était figurée. Au bon vieux temps, cette enseigne, aux armes parlantes de leur corporation, était solennellement portée, par nos confrères, dans les cérémonies publiques.

Dans certaines villes, les apothicaires, entre autres ceux de Paris et de Rouen, avaient l'habitude de faire frapper des jetons en argent destinés à être distribués aux membres présents lors des assemblées de la communauté et surtout à l'occasion de la réception d'un nouveau maître. C'était une façon détournée de les indemniser de déplacements d'une assez longue durée, puisque les examens étaient au nombre de douze pour chaque élève. A Caen, on ne servait pas de ces pièces, car les apothicaires, dans une lettre adressée aux maîtres de Paris, pour leur demander de les fixer sur ce qu'il convenait d'exiger des candidats, disaient qu'ils avaient l'habitude de leur réclamer jusqu'alors une certaine somme d'argent « pour leur tenir lieu de jetons » (2).

« A l'encontre de la situation actuelle faite aux pharmaciens, les apothicaires d'autrefois devenaient presque toujours riches, très riches même et leur position était très enviée. Instruits, traités avec égard, ils allaient de pair avec les médecins, laissant loin derrière eux les chirurgiens et les barbiers (3) ». Aussi leur faisait-on payer assez cher leur diplôme. Voici la note des dépenses que coûta une réception à la maîtrise, en septembre 1767, d'après une pièce de la collection Mancel :

Aux maîtres Thierry, De Caen, Fouquet, Pillard et Dupont	400 livres	
Gratification à Pillard et Dupont	30 —	
A Boullard, médecin	12 —	
A Deschamps, médecin, *en présent* . . .	12 —	
Au coffre de la communauté	100 —	
Pour un repas donné aux apothicaires . .	5 —	10 sols.
A reporter	559 livres	10 sols.

(1) Sciences et lettres au moyen âge et à la Renaissance, par Paul Lacroix, page 177
(2) On constate de grandes différences d'une ville à l'autre dans le prix que coûtait un diplôme d'apothicaire. Chaque corporation avait son tarif, purement fantaisiste, puisqu'aux questions posées par les maîtres de Caen à ceux de Paris, Charas répondait en janvier 1772 : « Aucun arrêt ne fixe les honoraires à percevoir des aspirants, si ce n'est une sentence de police et une autre du Parlement qui nous enjoignent de remettre à un confrère ses honoraires dont il avait été privé pendant la durée d'un procès. Tâchez de temporiser avec celui qui vous poursuit, le mois prochain un édit supprimera les chefs-d'œuvre, excepté pour les apothicaires, et fixera le taux de ce qui sera payé aux maîtres »
(3) A POUSSIER — Etude sur la corporation des apothicaires de Rouen aux XVII° et XVIII° siècles.

Report	559 livres 10 sols.	
Pour le denier à Dieu dû aux pauvres de l'Hôpital général	5 —	
Au clerc du bureau .	3 —	
Lettre de maîtrise .	36 —	
Pour la servante de M. Revel de Bretteville .	1 —	4 sols.
Un déjeûner le jour du chef-d'œuvre	1 —	
Aux gardes apothicaires Dupont et Pillard et épicier.	16 —	
50 petites theses et 12 grandes.	27 —	
Port de thèses à Rouen.	5 —	
TOTAL. . .	653 livres 14 sols.	

Étant donné le pouvoir de l'argent à cette époque, il faut tripler le chiffre du total pour avoir la somme qu'il représente de nos jours, soit environ 2.000 francs (1).

Le prix des thèses, dont il vient d'être question, m'amène à parler de cette formalité bien inutile, que nous appelons aujourd'hui synthèse. C'était alors une sorte de placard qui, avec ses lignes en caractères de différentes grandeurs, ressemblait à une affiche. Rédigée d'un bout à l'autre en latin, elle commençait par une dédicace à un grand personnage de la ville ou de la province, généralement bien pourvu de titres et de postes honorifiques. On y lisait ensuite :

Specimen coram celeberrimo pharmacopœorum
Cadomensi cœtu exponendum

puis venaient les formules des huit produits que devait préparer « l'impétrant », copiées dans le Codex, comme on le fait encore à présent. Quant à ce qui suivait, la copie suivante de l'une de ces theses l'indiquera, en faisant connaître les noms des pharmaciens de Caen en 1770.

Domini pharmacopæarum examinaturi.:

Julianus de Caen, pharmacopæus consul et præfectus ; Petrus Henricus Marinus Le Fauconnier, pharmacopæus et præfectus ; Jacobus Petrus Thierry, decanus, antiquus, præfectus, nec non maris Præfecturæ pharmacopæus ; Johannes Baptista Fouquet, artium magister, ex præfectus et consul, antiquus urbis nosocomii (2), tam civilis quam militaris, nunc maris Præfecturæ pharmacopæus primarius, regiæ litterarum Academiæ socius, nec non Societatis rei agrariæ moderatoris secretariique vicæs gerens ; Renatus Dupont-Longprey, pharma-

(1) Pour les apothicaires qui demandaient à exercer dans les bourgades environnantes, l'examen était plus simple et coûtait beaucoup moins Le sieur Hervieu, chirurgien, reçu maître en pharmacie pour Troarn, n'eut à payer que 150 livres à ses trois juges, 11 livres aux médecins, 3 livres au clerc de la communauté et enfin 4 livres pour prêter serment devant la juridiction de Troarn, soit en tout 168 livres.

(2) Administrateur des hôpitaux de Caen

copæus et antiquus præfectus, Christophorus Germanus Pillard, pharmacopæus et antiquus præfectus ; Carolus Franciscus Auvray de Coursanne, artium magister, pharmacopæus et antiquus præfectus ; Johannes Franciscus Josephus Auvray de Coursanne (1), pharmacopæus ; Johannes Baptista Fouquet (2), artium magister, pharmacopæus ;

Examini expositis simplicibus medicamentis, horumque recensita historia naturali, ac enarratis omnibus quæ ad artis theoriam spectant, selectas ex pharmacia et chimia compositiones supra scriptas, Deo juvante, duce et moderatore Ludovico Johanne Gabriele Fossey des Mézerets, artium magistro, pharmacopæo et præfecto, perficere conabitur Ægidius de Vic (3) e parochia de Jurques, pharmaciæ alumnus, incipiet die 15° octobris, in ædibus pharmacopæarum, via Sancti Johannis pro laurea magistrali (4).

Dans quelques villes de France, dans celles du Midi surtout, où l'on a la langue bien déliée, l'exposition du chef d'œuvre était précédée d'un compliment à l'adresse des membres du jury. Cet usage n'existait pas à Caen, aussi les maîtres apothicaires furent-ils très étonnés d'en recevoir un de cette nature de la part d'un aspirant, étranger à notre province, le sieur Pillard, qui, vers 1760, se présentait devant eux pour être reçu dans leur corporation. Après avoir rappelé l'historique de la pharmacie, il en fit voir les difficultés, ce qui l'amena tout naturellement à terminer son petit laïus *pro domo* par cet appel à la bienveillance de ses juges : « Dans le commencement de mon étude, je me suis bien aperçu de la nécessité du travail, mais hélas ! si presque à la fin de ma carrière j'ai de l'embarras, je puis bien dire mon mea culpa, car depuis neuf ans et plus que je travaille, si j'avais toujours employé mon temps à l'étude de cette partie, ne m'en trouverai-je pas bien récompensé aujourd'huy en présence de vous, Messieurs, qui avez l'expérience et la capacité et qui allez, avec ces bonnes qualités, être mes juges. Je tremble, je vous l'avoue, aussi je vous prie d'avoir plus égard au temps que j'ai déjà employé qu'à mon sçavoir, qui est très borné et si pour un moment, je peux espérer d'être un jour votre confrère, j'ay lieu d'attendre toutes choses de votre indulgence. »

Ces paroles, dont la lecture rappellera à certains d'entre nous, quelques heures cruelles, touchèrent tellement les apothicaires, qu'après avoir reçu le candidat avec toutes boules blanches, ils déci-

(1) Frere du precedent, d'une ancienne famille de Caen, connu sous le nom d'Auvray la Bataille.
(2) Fils du précédent.
(3) Il s'etablit à Caen, mais n'exerça que pendant quelques années.
(4) Recueil des apothicaires, à la collection Mancel.

dèrent l'insertion de son discours dans le Registre de la communauté (1).

Aujourd'hui, nous sommes habitués à voir les officines changer assez souvent de titulaires, il n'en était pas ainsi autrefois. Souvent le fils succédait au père, perpétuant ainsi des traditions d'honorabilité dont la famille était fière. Voici un exemple de ces lignées d'apothicaires Caennais. Vers l'an 1600, une pharmacie située sur la place Belle-Croix — aujourd'hui place Malherbe — était tenue par Pierre Lesage, gendre de l'un des chirurgiens de la ville. Elle passait ensuite entre les mains de Jean Lesage, son fils, qui la laissait lui-même à son gendre, Marin Dan, sieur de la Vauterie (2). Ce dernier, à son tour, mariait sa fille à l'un de ses confrères, Jean-Elie Morin, établi rue Saint-Jean, garde de sa corporation, qui a laissé le souvenir d'un praticien émérite.

L'arrêté de 1685, par lequel le roi avait interdit aux protestants le métier d'apothicaire, ne paraît pas avoir été exécuté à Caen avec rigueur, car les familles que je viens de citer appartenaient à la religion réformée (3). Jean Lesage, né en 1635, avait été baptisé par Samuel Bochard. Elie Morin « le plus employé » des apothicaires de la ville — lit-on dans un document des Archives nationales — avait était obligé d'envoyer sa fille aux Nouvelles Catholiques. Peut-être dut-il à cette concession de pouvoir exercer son état en toute tranquillité (4).

Il serait bien intéressant de remonter dans le passé de chacune des officines de Caen ; la plupart d'entre elles, si elles ont transporté leur matériel à quelque distance, ne se sont pas beaucoup écartées de leur lieu d'origine. Pour le moment, je me contenterai de rappeler les noms de quelques pharmaciens ayant joui d'une certaine notoriété et occupé dans la ville une place honorable.

Dans la première moitié du siècle dernier, trois de nos confrères

---

(1) Archives de l'Hôtel de ville de Caen.

(2) La terre de la Vauterie, en la commune de Saient, est encore en la possession des descendants de cette famille. L'arrière petit-fils de ce pharmacien, Pierre-Auguste Dan de la Vauterie (1779-1868), anatomiste distingué, fut le dernier docteur de l'ancienne Université de Caen. M. Albert Pellerin, ancien procureur de la République, son petit fils, conserve à Cintheaux le portrait d'Elie Morin ; il a bien voulu me documenter sur sa famille, qu'il reçoive ici mes remerciements.

(3) Le registre des protestants fait mention d'Olivier Le Reverend, apothicaire, demeurant sur la paroisse Saint-Pierre, en 1567.

(4) A ce propos, je rappellerai que l'Université de Caen peut revendiquer l'honneur d'avoir donné le bonnet doctoral, en 1683, au célèbre chimiste Nicolas Lemery (1645-1715) Celui-ci était des nôtres, car après avoir fait son apprentissage à Rouen, sa ville natale, il avait ouvert à Paris une pharmacie, rue Galande, et professé la chimie avec grand succès Ce fut alors que, force d'abandonner ses cours publics, à cause de sa qualite de protestant, il vint à Caen se faire recevoir médecin. Dans la suite, ayant abjuré, il devint membre de l'Académie des Sciences. « Lemery enseigna la chimie a presque toute l'Europe », a dit Fontenelle

de Caen faisaient partie de la Société de Pharmacie, à titre de membres correspondants : De Courdemanche, dont je parlerai plus loin, Bacon et Godefroy. Ce dernier ne paraît pas avoir laissé de travaux dans les revues professionnelles, il n'en est pas de même de Louis Bacon, établi au n° 9 de la place Royale, où il tenait l'ancienne officine des Auvray de Coursanne. Professeur à l'Ecole de Médecine, membre de l'Académie de Caen et des diverses sociétés savantes de cette ville, il fit paraître, en 1825, un *Tableau synoptique des acides* (1), qui fut l'objet d'un compte-rendu favorable à la Société de Pharmacie. En 1823, il avait publié dans le Journal de pharmacie une *Notice sur le Thé de James* et reconnu le premier la présence de l'aspagine dans la racine de guimauve.

En 1840, André Halbique (1814 1886), établi rue Saint-Jean (2), envoyait à la Société de Pharmacie une *Note sur la préparation du sirop de lait et la falsification du sirop d'orgeat.* La commission chargée de l'étudier, adressa des remerciements à l'auteur, ses conclusions furent adoptées et son travail déposé aux archives.

Quelques années plus tard, en 1846, la même société nommait membre correspondant le sieur Duval, de Caen.

Vers la même époque, au moment où Daguerre venait d'arriver, — après de longues recherches, — à fixer sur une plaque l'image réfléchie dans la chambre noire, il eut pour élève et pour ami un jeune Caennais, Frédéric Berjot (1815-1895), qui devait jouer un certain rôle dans la découverte de l'art photographique. On lui doit en effet, une méthode pour sensibiliser le collodion sec ; il fut le premier en France à imprimer sur du papier sensible albuminé des épreuves photographiques. Intimement lié avec Poitevin, avec Chevalier, avec Davanne, il fut le collaborateur et souvent l'inspirateur de leurs recherches. Je trouve tous ces détails dans sa biographie, parue dans le Bulletin de la Société Caennaise de Photographie, dont Frédéric Berjot fut le président d'honneur.

Reçu pharmacien, il revint dans sa ville natale diriger une importante maison de droguerie, située sur le boulevard du Théâtre, mais son esprit investigateur continua à le porter vers les applications de la chimie et de la mécanique. Il se fit remarquer par la découverte de procédés ingénieux et d'inventions pratiques qu'il me reste à énumérer : 1° un appareil à eaux gazeuses à pression chimique ; 2° un liquide pour amalgamer les zincs en quelques minutes ; 3° un élaiomètre, donnant rapidement la teneur en huile, eau et tourteau des graines oléagineuses ; 4° un appareil pour fabriquer les extraits dans le vide,

---

(1) Louis Colas, éditeur, rue Dauphine, à Paris
(2) Cette officine a été fermée, il y a quelques annees.

appareil qui a été également appliqué à la fabrication du sucre et au blanchiment du linge ; 5° un appareil pour fabriquer l'onguent mercuriel ; 6° des flacons et estagnons permettant le transport des extraits et des produits hygrométriques ; 7° une méthode pour sécher et conserver les fleurs avec leur forme et leur coloris ; 8° un concasseur universel, permettant d'écraser ou de ne pas écraser les pépins des pommes. Il obtint le prix Lair pour un travail sur le cidre. Les extraits obtenus dans le vide par son procédé lui valurent de hautes récompenses : une médaille d'honneur à Londres, et une médaille d'or à l'Exposition universelle,

Membre du Conseil municipal, du Conseil d'hygiène et du Conseil académique, il fut aussi administrateur de la Banque de France et secrétaire de la Chambre de commerce. Administrateur des Hospices depuis 1879, il était, à ce titre, chargé de la tutelle des enfants assistés. « Dévoué et assidu aux réunions » lit-on dans le Compte moral de 1895, « il prêta souvent un concours éclairé que ses connaissances spéciales en pharmacie et en mécanique apportaient aux décisions de la Commission ».

Léon Le Behot (1829-1898), né à Saint-Lo, après avoir exercé la pharmacie à Paris et la médecine à Bonneboscq, s'établit à Caen, rue Montoir-Poissonnerie. Il a présenté à l'Académie de médecine une *Notice sur les injections vaginales*. On a encore de lui une *Notice sur la dépopulation* et diverses brochures relatives à notre département : *Les Grèves du Calvados, Le pays des Bains de mer* et des monographies de Lion, Luc, Langrune, Ouistreham, etc.

Louis Lepetit (1819 1901) était né à Tilly-sur-Seulles. Après avoir fait à l'Ecole de pharmacie de brillantes études, il obtint à Paris la médaille d'or des hôpitaux, le titre d'essayeur des monnaies et le diplôme de pharmacien, à la suite d'une thèse ayant pour titre : *Etude de l'arsenic sous le point de vue chimique et toxicologique*. Dans ce travail, fruit de ses recherches personnelles, il se montra observateur sagace ; la partie toxicologique en fut particulièrement remarquée.

En 1846 il avait acheté l'officine de M. Querrière (1) qui ne tarda pas à devenir une des premières de la ville. Appelé en 1853 à remplacer Pierre Durand dans la chaire de chimie de l'Ecole de médecine, il se montra digne de succéder à un tel maître. Quelques années plus tard, en 1865, il prenait une heureuse initiative en créant, à l'usage des étudiants, des travaux pratiques de chimie. Dans la suite, lorsque ces exercices furent rendus obligatoires, diverses écoles de pharmacie firent appel à son expérience pour les organiser. Celle de Caen

(1) Alors située sur la place de la Belle-Croix, transférée plus tard dans la rue Eeuyère, elle n'existe plus aujourd'hui

fournit, grâce à son enseignement, des praticiens expérimentés et fut citée comme l'une des meilleures écoles de province.

Pendant près de quarante ans, la Cour d'appel de Caen et les tribunaux du ressort le prirent constamment comme expert pour les recherches de chimie et de toxicologie. Il était membre de la Société de pharmacie, correspondant du Ministère de l'Instruction publique et chevalier de la Légion d'honneur. Intransigeant dans ses idées, il ne rechercha pas, vis-à-vis des étudiants, la popularité qui s'acquiert auprès d'eux par une aveugle complaisance. On ne doit pas oublier d'ailleurs, que les bons élèves trouvèrent toujours auprès de lui un bienveillant accueil et de précieux encouragements ; ceux-là, il les suivait dans leur carrière et, à l'occasion, savait leur être utile. C'est pour eux qu'il a fondé un prix de 150 francs, décerné chaque année et qui perpétuera son souvenir.

Avant de raconter, dans les pages qui vont suivre, la vie de savants confrères dont la réputation fut plus étendue, je ne saurais mieux terminer ce chapitre qu'en citant ce passage d'un mémoire des apothicaires écrit en 1758 : « Que ne doit-on pas attendre des progrès de la pharmacie dans la ville de Caen, où l'on trouve plus que partout ailleurs, toutes les ressources nécessaires pour former les élèves dans une science aussi difficile et aussi abstraite ? » Ces paroles, toujours vraies, seront, pour les étudiants de notre Ecole, un puissant encouragement au travail.

V

Jeunesse de Rouelle. — Son cours de chimie au Jardin du Roi. — A l'Académie des Sciences. — Expérience dangereuse. — Tous plagiaires ! — L'Académie du *beau parlage*. — Tableau de ses leçons. — Ses distractions. — Le patriote et ses projets. — Marin Rouelle. — Une importante découverte. — Ses travaux. — Son portrait.

Vers 1720, un spectacle assez étrange s'offrait aux regards du passant, dans une rue de la ville de Caen. Près de la forge d'un chaudronnier, un jeune étudiant, entouré de quelques élèves, leur enseignait les éléments d'une science encore dans l'enfance, la chimie. Avec le fourneau et les ustensiles de l'artisan, il était parvenu à improviser un laboratoire. Maître sévère, ayant un jour trouvé son frère, qui lui servait de préparateur, endormi près de son appareil, il l'avait remplacé aussitôt par un autre de ses camarades.

Ce jeune chimiste, qui devait plus tard acquérir une grande célébrité, n'était autre que Guillaume François Rouelle. Issu d'une famille d'honnêtes cultivateurs (1) et l'aîné de douze enfants, après

(1) Il était né à Mathieu, près Caen, le 15 septembre 1703

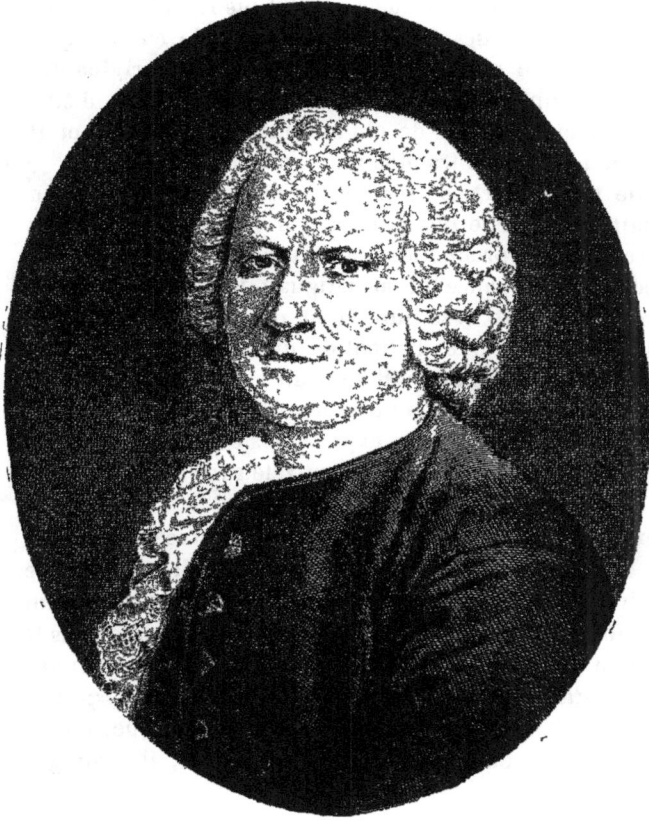

GUILLAUME-FRANÇOIS ROUELLE

(1703-1770)

avoir fait ses études au Collège du Bois, il avait commencé à l'Université de Caen l'étude de la médecine, mais la chimie eut pour lui tant d'attrait qu'il résolut de s'y adonner entièrement. Dans ce but, il se plaça à Paris, chez le successeur de Lémery le jeune, l'Allemand Spitzley. Pendant les sept années qu'il passa dans cette maison, il se mit en rapport avec la plupart des savants de l'époque. Pour assurer son avenir, il obtint le titre d'apothicaire privilégié, ce qui lui permit d'ouvrir, rue Jacob (1), une pharmacie qui fut bientôt réputée. Dès lors, il commença à donner des leçons particulières de chimie qui, grâce à son habileté, son enthousiasme et aussi à son originalité, furent suivies avec empressement. Ces succès lui valurent d'être nommé, en 1742, démonstrateur de chimie au Jardin du Roi et il devint bientôt l'un des savants les plus renommés de l'Europe.

« On venait de toutes parts se ranger parmi ses disciples ; son éloquence n'était point celle des paroles ; il présentait ses idées comme la nature offre ses productions, dans un désordre qui plaisait toujours et avec une abondance qui ne fatiguait jamais. Rien ne lui était indifférent ; il parlait avec intérêt et chaleur des moindres procédés, et il était sûr de fixer l'attention de ses auditeurs, parce qu'il l'était de les émouvoir. Lorsqu'il s'écriait : « Ecoutez-moi ! car je suis le seul qui puisse vous démontrer ces vérités », on ne reconnaissait point dans ce discours les expressions de l'amour-propre, mais les transports d'une âme exaltée par un zèle sans bornes et sans mesure. » — VICQ D'AZIR.

Bientôt il entra à l'Académie des Sciences et présenta à cette compagnie un travail sur les *sels neutres*, dans lequel il établissait le premier une division méthodique des sels. L'année suivante, il lut un nouveau mémoire sur l'application des principes établis dans le précédent à l'étude spéciale du sel marin. En 1747, il présenta une *Etude sur l'inflammation des huiles essentielles au moyen de l'esprit de nitre*, qui fixa l'attention des savants (2). De la même époque, datent ses grands travaux sur la chimie végétale. Le premier, il distingua

(1) L'officine de Rouelle, conservée quelque temps par sa veuve et par son frere, passa entre les mains de Bertrand Pelletier et apres lui de son fils Joseph, l'un et l'autre membres de l'Académie des Sciences.

(2) Il aimait à repéter dans ses leçons une expérience qui parlait aux yeux, celle de l'inflammation de l'essence de terebenthine par l-acide nitrique. C'est au cours de cette demonstration qu'eut lieu l'incident, ainsi rappele par Grimm : « Un jour, faisant seul l'experience dont il avait besoin pour sa leçon, il dit à ses auditeurs . « Vous voyez bien, messieurs, ce chaudron sur ce brasier ? Eh bien, si je cessais de remuer un seul instant, il s'en suivrait une explosion qui nous ferait tous sauter en l'air ! » En disant ces paroles, il ne manqua pas d'oublier de remuer, et sa prediction fut accomplie : l'explosion se fit avec un fracas epouvantable, cassa toutes les vitres du laboratoire et, en un instant, deux cents auditeurs se trouverent éparpillés dans le jardin . heureusement personne ne fut blessé, parce que le plus grand effet de l'explosion avait porté par l'ouverture de la cheminne. Monsieur le demonstrateur en fut quitte pour cette chemince et une perruque »

les matériaux retirés par lui dans un grand nombre d'analyses, les nomma *principes immédiats* et en donna une classification, aussi peut il être regardé comme le père de la chimie végétale.

En 1750, la corporation des apothicaires de Paris, désirant s'adjoindre un homme aussi éminent, lui proposa de le recevoir aux conditions qu'il proposerait lui-même, car il n'était pharmacien jusque là que par privilège (1). Mais il voulut subir toutes les épreuves de l'examen, sans accepter aucune faveur. La même année, il devint membre de l'Académie royale de Stockholm et publia une *Etude sur les embaumements*, qui est encore — d'après Cap — l'un des meilleurs travaux que nous possédions sur l'art d'embaumer des anciens.

Il eût pu jouir alors d'une charge enviable, celle de premier apothicaire du roi, qu'on lui avait offerte. Mais, pour cela, il eût fallu se façonner aux manières d'un courtisan. Cette transformation n'était pas dans son caractère et de plus il ne se sentait pas capable de renoncer à ses leçons et à ses travaux pour suivre la cour. Il accepta dans la suite le poste d'inspecteur de la pharmacie de l'Hôtel-Dieu et s'y fit remarquer par son exactitude, sa sévérité et son désintéressement.

En 1754, il lut un dernier mémoire à l'Académie sur les sels neutres, dans lequel il détermina pour la première fois ce groupe chimique. Ce travail si remarquable, qui fit faire un grand pas à la chimie, trouva cependant des adversaires, entre autres le célèbre Baumé (2). Du reste, Rouelle, comme tous les hommes de génie, fut pendant sa vie très combattu. Contrairement à la théorie de la plupart des chimistes de son époque, il démontra que la potasse existe déjà dans les plantes avant leur incinération. Il eut souvent à se plaindre de ses élèves qui ne lui rendaient pas toujours justice. C'est ici l'occasion de citer le spirituel tableau que Grimm a tracé de lui, dans sa *Correspondance littéraire* : « Rouelle était brouillé avec tous ceux de ses disciples qui ont écrit sur la chimie. Il se vengeait de leur ingratitude par les injures dont il les accablait dans ses cours publics et particuliers ; et l'on savait d'avance qu'à telle leçon il y aurait le portrait de Malouin, à telle autre le portrait de Macquer (3), habillés de toute pièces. C'étaient, selon lui, des ignorantins, des

(1 Les apothicaires privilégiés étaient titulaires d'une charge d'apothicaire, auprès d'un des membres de la famille royale, sans avoir subi d'examen Cette institution donna lieu a de nombreux abus, car souvent les possesseurs de ces sortes de bénéfices louaient leur titre, moyennant finance, à des personnes ignorantes, au détriment de la santé publique.

(2) Baumé (1728-1804), pharmacien à Paris, rue Coquillère, professeur au College de pharmacie, membre de l'Académie des Sciences

(3) Macquer (1718-1784), maître en pharmacie, professeur au Jardin du roi, directeur de la manufacture de Sevres

barbiers, des fraters, des plagiaires. Ce dernier terme avait pris dans son esprit une signification si odieuse, qu'il l'appliquait aux grands criminels ; et pour exprimer, par exemple, l'horreur que lui faisait Damiens (1), il disait que c'était un plagiaire.

« Rouelle était d'une pétulance extrême. Il ne savait pas écrire ; il parlait avec la plus grande véhémence, mais sans correction ni clarté et il avait coutume de dire qu'il n'était pas de l'Académie du *beau parlage*. Avec tous ces défauts, ses vues étaient toujours profondes et d'un homme de génie ; mais il cherchait à les dérober à la connaissance de ses auditeurs autant que son naturel pétulant pouvait le comporter. Ordinairement, il expliquait ses idées fort au long, et quand il avait tout dit, il ajoutait : Mais ceci est un de mes arcanes que je ne dis à personne.

« Il avait ordinairement pour aides son frère et son neveu, pour faire les expériences sous les yeux de ses auditeurs ; ces aides ne s'y trouvaient pas toujours : Rouelle criait : Neveu ! éternel neveu ! Et l'éternel ne venant point, il s'en allait lui même dans les arrière pièces de son laboratoire, chercher les vases dont il avait besoin. Pendant cette opération, il continuait toujours la leçon comme s'il était en présence de ses auditeurs, et à son retour, il avait ordinairement achevé la démonstration commencée et rentrait en disant : Oui, messieurs ; alors on le priait de recommencer.

« Lorsque Rouelle était démonstrateur du cours de Bourdelin, ce dernier finissait ordinairement sa leçon par ces mots : « Comme monsieur le Démonstrateur va vous le prouver par ses expériences. » Rouelle prenant alors la parole au lieu de faire ses expériences, disait : « Messieurs, tout ce que monsieur le Professeur vient de vous dire est absurde et faux, comme je vais vous le prouver. » Malheureusement pour monsieur le Professeur, il tenait souvent parole. »

Dans la suite, il fut nommé professeur en titre. M. Cap qui a donné une excellente biographie de Rouelle (2), — souvent mise à contribution dans cette notice — avait connu des élèves de l'illustre professeur qu'il dépeint ainsi, d'après leurs souvenirs : « Il arrivait ordinairement dans son amphithéâtre en grande tenue, habit de velours, perruque bien poudrée et petit chapeau sous le bras. Assez calme au début de sa leçon, il s'échauffait peu à peu ; si sa pensée ne se développait pas nettement, il s'impatientait ; il posait son chapeau sur un appareil, il ôtait sa perruque, dénouait sa cravate, puis, tout en discutant, il déboutonnait son habit et sa veste qu'il quittait l'un après

(1) Damiens, le 5 janvier 1757, porta un coup de canif dans le côté du roi Louis XV, il fut écartelé trois mois plus tard

(2) Notices biographiques pour servir à l histoire des sciences (1re serie).

l'autre. Dès lors ses idées devenaient lucides ; il s'animait, se livrait sans réserve à son enthousiasme, et sa parole facile et véhémente, ses démonstrations lumineuses entraînaient bientôt et ravissaient son auditoire. »

Les talents de Rouelle étaient recouverts d'une enveloppe si originale que les mémoires du temps en ont conservé le souvenir. « Il avait une si grande habitude de s'aliéner la tête » dit encore Grimm « que les objets extérieurs n'existaient pas pour lui. Il se démenait comme un énergumène en parlant sur sa chaise, se renversait, se cognait, donnait des coups de pieds à son voisin, lui déchirait ses manchettes sans en rien savoir. Un jour, se trouvant dans un cercle où il y avait plusieurs dames, et parlant avec sa vivacité ordinaire, il défait sa jarretière, tire son bas sur son soulier, se gratte la jambe pendant quelque temps de ses deux mains, remet ensuite son bas et sa jarretière, et continue sa conversation sans avoir le moindre soupçon de ce qu'il venait de faire.

« Il était d'ailleurs bon Français, plein de zèle et de patriotisme, mais frondeur, aimant les nouvelles quand il n'avait pas ses regards fixés sur un creuset. Au commencement de la dernière guerre (1756), il voulait commander des bateaux plats et aller brûler Londres. Il ne désespérait pas de trouver le moyen de mettre le feu aux escadres anglaises sous l'eau. Les grands événements politiques et militaires l'affectaient quelquefois assez pour les discuter au milieu de son cours de chimie. Je le rencontrai le lendemain de la bataille de Rosbach; il était tout écloppé et marchait avec peine. — Eh mon Dieu! que vous est-il arrivé, Monsieur Rouelle? lui dis-je. — Je suis moulu, me répondit-il, je n'en puis plus ; toute la cavalerie prussienne m'a marché cette nuit sur le corps. Il traita ensuite nos généraux de plagiaires, et je sentis que ce n'était pas le moment de le faire changer d'avis. »

A plusieurs reprises, il fut chargé par les ministres de faire des recherches scientifiques. Il remplit ces missions avec tant de zèle que sa santé en fut gravement atteinte. Quand il vit qu'il ne pouvait plus exercer certaines de ses charges, il les résigna. En 1768, il dut renoncer à ses cours et se démit, en faveur de son frère, de sa chaire de chimie au Jardin du roi. A partir de cette époque, il passa le reste de sa vie dans la souffrance et mourut à Passy, le 3 août 1770, âgé seulement de soixante-sept ans.

Notre province peut être fière d'avoir donné naissance au savant qui, — selon l'expression de Vicq-d'Azyr, — « fournit le creuset où toutes les connaissances, acquises jusqu'alors en chimie, vinrent se fondre et s'épurer ». Aussi, peut-on dire que ce fut, grâce à ses pro-

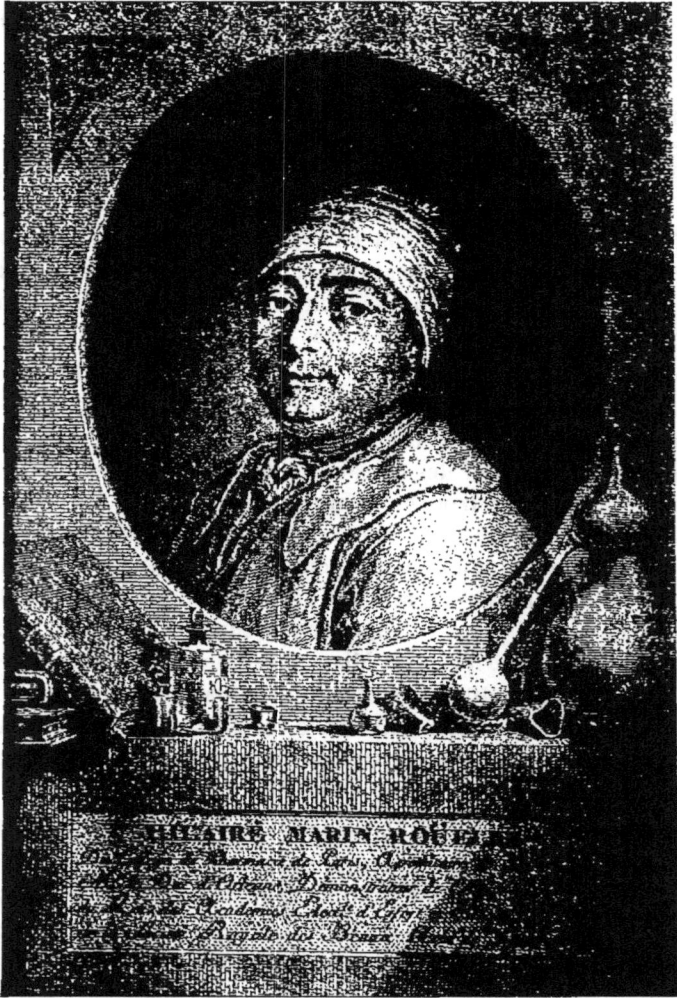

NOTAIRE MARIN ROUET

cédés d'analyse, que se produisirent ces nombreuses découvertes chimiques qui illustrèrent la fin du XVIIIª siècle (1).

En mourant, le grand Rouelle eut la consolation de se survivre. En effet, le plus jeune de ses frères, Hilaire-Marin Rouelle, était depuis de longues années associé à ses travaux. Il l'avait appelé auprès de lui, à Paris, lors de l'ouverture de son officine. Les talents naturels du jeune homme, fortifiés par le grand exemple qu'il avait sous les yeux, firent de lui un chimiste des plus éminents. Aussi devint-il le collaborateur assidu de son frère, qu'il aida notamment dans la surveillance de la fabrication du salpêtre pour le gouvernement et dans ses travaux sur l'essai des monnaies d'or que lui avait demandé le Ministre des finances.

Je rappellerai un fait tout à son honneur, cité dans son Éloge par Darcet (2). En 1749, il fut chargé, par le gouvernement, d'une mission en Lorraine pour visiter des mines et étudier un nouveau procédé de fabrication du salpêtre, or, on voulut tenter sa probité. Sans craindre de se faire de puissants ennemis, il n'hésita pas à se prononcer contre cette nouvelle fabrication, qu'il jugeait défectueuse.

Lui aussi fut atteint, en 1752, d'une maladie cruelle, dont il ressentit les atteintes pendant tout le reste de ses jours ; malgré ses souffrances, il n'en continua pas moins de se livrer à ses études. Tant que son frère professa, il semble qu'il se contente de suivre le sillage d'un si habile pilote, sans vouloir lui-même se produire. Ce ne fut qu'un an avant la mort de celui-ci qu'il présenta en 1769, à l'Académie des Sciences, son premier *Mémoire sur la présence de l'alcali fixe dans la crème de tartre*. Un second mémoire fut encore rédigé par lui sur le même sujet. Il est fâcheux que sa modestie l'ait empêché de faire connaître plus tôt le résultat de ses recherches, car il est prouvé que, dès 1748, il avait développé les conclusions de ses travaux sur ce sujet devant des savants, ses amis. L'importante découverte, que l'Allemagne revendique pour l'un de ses enfants, le Prussien Margraf, est donc due à un chimiste français.

Après la mort de Rouelle aîné, on vit une chose bien touchante. Son frère, Hilaire-Marin, et son gendre, Jean d'Arcet, pour perpétuer à l'Académie des Sciences la tradition de mérite qu'y avait laissée leur parent, se présentèrent tous les deux au fauteuil vacant. Ils firent ensemble leurs visites aux membres de l'illustre société. L'Académie leur préféra un autre savant, Sage, pharmacien établi à Paris, rue de Buci, qui fut l'un des fondateurs et le premier directeur de l'Ecole des mines.

(1) En 1847, le buste de Rouelle a été placé dans le vestibule du Palais de l'Université de Caen

(2) *Journal de Physique*, 1780.

Marin Rouelle fut sensible à cet échec, il s'en consola cependant en se livrant encore plus entièrement à la science. Il est temps de citer ses principaux travaux qui, presque tous, parurent dans le Journal de Médecine :

Observations sur le résidu de la liqueur fumante de Libavius (1). — *Sur le petit-lait préparé sans la crème de tartre. — Sur la matière glutineuse du froment ou amidon. — Analyse des fourmis. — Analyse du sang, de l'urine humaine et de celle des animaux. — Analyse de l'eau minérale de Leuck en Valais. — Observations sur l'acide phosphorique retiré des os. — Observations sur l'air fixe dans certaines eaux minérales. — Tableau de l'analyse chimique. — Expériences sur la quantité d'or qu'on retire de la terre végétale* (2). — *Recherches chimiques sur l'étain.*

C'est en écrivant ce dernier mémoire sur l'emploi de l'étain dans les ustensiles servant aux usages de la vie, que mourut H. M. Rouelle à l'âge de soixante un ans, le 7 avril 1779. Apothicaire du duc d'Orléans, il était membre de l'Académie royale d'Herfort et de la Société des arts de Londres. Son ami Darcet a tracé de lui ce portrait : « D'une grande taille, d'un tempérament fort et d'une constitution athlétique, Rouelle était aussi adroit qu'infatigable. Jamais il n'a été surpassé dans l'art d'ordonner un appareil, ni dans le talent particulier qu'il avait pour saisir promptement le meilleur choix des expériences qu'il y avait à faire et la manière la plus convenable de les diriger au but qu'il se proposait. Aussi, ses cours du Jardin des Plantes furent-ils très suivis, on venait en foule les écouter. Du reste, longtemps avant d'avoir rien publié, il jouissait de la plus grande et de la plus glorieuse réputation ».

VI

Thierry oncle. — François Thierry. — Il s'établit à Caen. — Prospérité de sa maison. — Sa générosité. — Sa belle conduite en Vendée. — L'Académie de Caen. — Fondations charitables. — Thierry fils. — Il succède à son père. — Ses travaux. — Il est nommé Doyen de la Faculté des Sciences. — Auguste de Courdemanche.

Je vais parler, maintenant, d'une lignée de pharmaciens qui occupèrent à Caen une place importante pendant plus d'un siècle.

Le premier d'entre eux, Jacques-Pierre Thierry, établi dans cette ville depuis 1723, avait été garde en charge de sa corporation. Il

(1) Le chlorure d'étain, découvert par André Libavius
(2) En collaboration avec d'Arcet.

reçut, en 1749, le titre d'apothicaire de l'Amirauté, qu'il conserva jusqu'à sa mort, arrivée en 1773. D'une ancienne famille bas-normande, quelques-uns de ses parents s'étaient distingués dans la carrière des armes et l'un de ses frères était religieux bénédictin à l'abbaye de Saint-Étienne. Un autre, fixé dans le pays d'Auge, laissa six enfants : deux d'entre eux furent prêtres, l'aîné devint cultivateur, enfin l'un d'eux, né le 30 novembre 1747, à Repentigny (1) — où la famille possédait des propriétés depuis plusieurs générations — est celui dont il va maintenant être parlé

Jacques-Pierre-François Thierry reçut sa première éducation, sous les yeux de ses parents, grâce à un oncle, fort instruit, qui lui servit de maître. Celui-ci, qui avait beaucoup voyagé et qui connaissait plusieurs langues étrangères, sut, par ses récits, inspirer à son élève le goût de l'histoire naturelle. Lorsqu'il fut assez âgé, sa mère l'envoya à Caen chez son beau frère. Ce fut ainsi, dans l'officine de son oncle, que le jeune Thierry fit son premier apprentissage d'un art qui exige, dit son biographe (2), « autant de prudence que de talent, autant de délicatesse que de lumières et que l'on exerce, comme il le fit, qu'en unissant à une science consommée la probité la plus scrupuleuse ».

Ses études pratiques terminées, il se rendit à Paris où, pendant deux ans, il fréquenta les cours des plus habiles professeurs ; Rouelle, sous qui il étudia la chimie, lui donna des marques particulières d'estime et d'amitié. A l'âge de 25 ans, il revint à Caen succéder à son oncle qui mourut un an après. (3) Il conquit bientôt la confiance du public et vit ses affaires prendre un grand développement. Il avait reçu du duc de Penthièvre le titre de pharmacien de l'Amirauté. Juge au consulat, pharmacien des prisons, il fut nommé pharmacien de la ville et du château de Caen par le gouverneur, le duc de Coigny. Quelques années plus tard, il devenait officier de l'Université.

Des fièvres épidémiques très meurtrières s'étant produites en 1781, lorsqu'on creusa le nouveau lit de l'Orne, l'Intendant de la Généralité pour arrêter les progrès du mal, nomma une commission composée de Desmoueux, de France et Thierry. Ces trois bons citoyens, n'écoutant que leur dévouement, visitaient chaque matin les victimes de la

(1) Repentigny, canton de Cambremer.

(2) Notice historique sur M Thierry, par J -V -F Lamouroux (Mémoires de la Société royale d'Agriculture et de Commerce de Caen, 1824).

(3) « Devant le lieutenant général de police, les gardes jurés ont présenté J -P.-F. Thierry des Cours pour être reçu maître, nous l'avons reçu du consentement du procureur du roy, après avoir reçu son serment au cas requis. A luy enjoint de garder et observer les statuts et règlements de sa profession, porter honneur aux anciens maîtres et ne rien entreprendre contre le service de Sa Majesté Son nom sera inscrit sur le matrologe de la Communauté. Caen, 17 juillet 1772 » (Archives du Calvados.)

contagion et, grâce aux mesures prises, ils parvinrent à concentrer l'épidémie dans une partie du faubourg de Vaucelles.

Devenu pharmacien de la Généralité, des hospices, de l'établissement de Beaulieu et des hôpitaux de Cherbourg, la prospérité de sa maison lui permit de suivre ses aspirations généreuses. « L'indigence était à ses yeux un motif de plus pour recevoir les secours nécessaires au rétablissement de la santé et les pauvres de sa paroisse trouvèrent toujours gratuitement dans sa pharmacie tous les médicaments dont ils avaient besoin. » (Lamouroux) (1) Au Conseil municipal, il obtint de faire ensemencer en pommes de terre les terrains en bordure de l'Orne et de distribuer aux pauvres le produit de cette culture.

Cela se passait au commencement de la Révolution et notre confrère ne devait pas voir se réaliser les espérances de cet acte de charité. En effet, ses opinions monarchiques, bien connues, lui valurent un mandat d'arrêt auquel il ne put se soustraire que par la fuite. Des protecteurs influents lui permirent, cependant, d'échapper au danger en le faisant nommer pharmacien de troisième classe des hôpitaux militaires et, cela, sans le certificat de civisme qui était pourtant indispensable. Dans ce modeste poste il trouva le moyen d'être encore utile. Ainsi, en Vendée plusieurs religieuses venaient d'être fusillées ; parmi elles, une seule, grièvement atteinte, avait encore un souffle de vie. Thierry, au risque de se perdre lui-même, la fit transporter dans un hôpital et la soigna jusqu'à son complet rétablissement.

Vint enfin le 9 thermidor arrêtant les crimes commis au nom de la liberté, et notre confrère put revenir au milieu des siens. A cette époque, la vie intellectuelle était presque entièrement suspendue à Caen, par suite de la suppression de l'Université et de l'Académie des belles-lettres. Cette dernière société savante trouva chez lui un refuge, il mérita ainsi la reconnaissance de ses compatriotes. Parmi ceux qu'il réunissait le soir et qui appréciaient vivement le charme de son esprit, citons Desmoueux, Chibourg, Cailly, Deschamps qui, tour à tour, entretenaient leurs amis de leurs études particulières (2). Plus tard, l'Académie reconstituée l'appela à l'honneur de la présider. Il avait obtenu de Fourcroy — lors d'un voyage que celui-ci fit à Caen,

(1) Il suivait en cela les préceptes emis par la Pharmacopee de Toulouse de 1695, dans laquelle il est dit « Si la charite envers tous ses malades et surtout envers les pauvres n'anime pas le travail de l'apothicaire, il peut le regarder comme inutile. Quoi qu'il fasse pour acquérir ou bien et de l'honneur, ce bien se dissipera comme la poudre que le vent emporte de sa boutique, et sa vaine reputation deviendra semblable au bruit des mortiers dans lesquels il écrase ses drogues. »

(2) Il a laissé peu d'ecrits . 1° Notice historique sur Nicolas Desmoueux, Caen, in-8° ; 2° Discours prononce a l'Academie de Caen, in-4°, Caen, 1820 ; 3° Observations sur le transport des particules salines par le vent qui souffle de la mer, 1811.

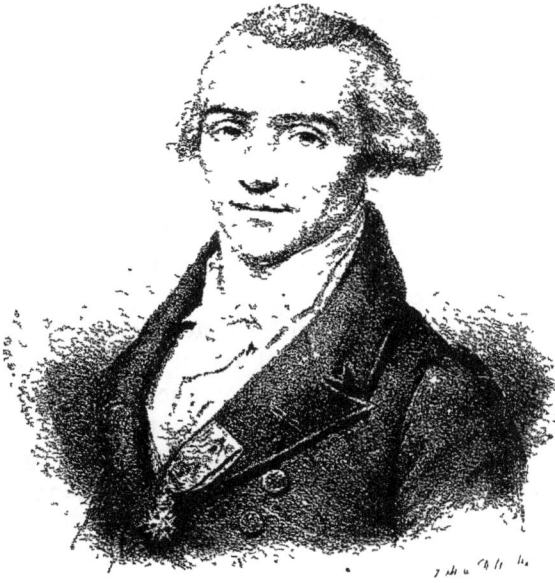

Nicolas VAUQUELIN

(1763-1829)

en qualité de commissaire du gouvernement, — le rétablissement de la Société d'agriculture de cette ville, il en fut aussi nommé président. Outre le chimiste que je viens de citer, d'autres savants l'honorèrent de leur sympathie et de leur estime, de ce nombre fut le célèbre Vauquelin.

Sincèrement philanthrope, Thierry contribua à la fondation d'établissements charitables, entre autres à celle du Dispensaire des pauvres de la ville de Caen. Pendant la Révolution, il rétablit à ses frais la pharmacie de l'Hôtel-Dieu (1). Il fut l'un des fondateurs de la manufacture de porcelaine, établie en 1792, rue Montaigu, par des ouvriers de la fabrique de Sèvres (2). Il renaissait dans son fils aîné, — dont la carrière scientifique s'annonçait très brillante, — lorsqu'il mourut, le 12 mars 1823, à l'âge de soixante seize ans, laissant le souvenir d'un homme supérieur et d'un homme de bien.

Son fils, Pierre-Boniface Thierry, né à Caen le 3 août 1782, partit de bonne heure pour Paris, dans le but de se perfectionner dans son art. Il y suivit les cours de l'illustre chimiste Vauquelin et fit preuve de tant de zèle qu'il devint l'ami de son professeur. Dans le même laboratoire, il se lia intimement avec un de ses condisciples, qui devint plus tard un des plus grands savants de son époque, le célèbre Thénard (3).

Après avoir été reçu pharmacien, pour se conformer au désir de son père qui voyait en lui un successeur, il revint en 1807 dans sa ville natale, où il devait acquérir rapidement une haute situation dans l'enseignement. Nous l'y voyons en effet, en 1810, après une thèse brillante pour le doctorat ès-sciences, professer la physique et la chimie au Lycée et devenir secrétaire en même temps que professeur-adjoint à la Faculté des sciences. Vers la fin de cette même année scolaire, âgé seulement de 28 ans, il était appelé à remplacer M. Nicolas dans la chaire de chimie de la Faculté (4).

En 1813, il faisait paraître une *Notice sur les eaux minérales de Bagnoles de l'Orne*, en collaboration avec Vauquelin et des *Recherches expérimentales sur les quinquinas* et, en 1815, des *Considérations sur les caractères distinctifs de l'oxygène et sur ses rapports généraux avec les autres matières réputées simples* Lors de la crise des céréales, on le vit faire des recherches pour obtenir la disparition de la mauvaise

(1) Il fit reparer, de ses deniers, le presbytère de son village natal, Repentigny.

(2) Cette manufacture fut fermee en 1804

(3) Le baron Thenard (1777-1857), dont le medaillon orne l'Ecole de pharmacie de Paris, fut professeur au College de France et doyen de la Faculte des sciences il decouvrit le bore et l'eau oxygenee

(4) « M Thierry », dit A de Caumont, qui fut son eleve, « savait donner a ses leçons autant d'interêt que les plus habiles professeurs de Paris Ses cours etaient suivis avec empressement et comptaient plus de soixante auditeurs »

odeur et du mauvais goût des farines avariées, ainsi que les moyens d'en faciliter la panification ; il reprit ces études dix ans plus tard.

Un sujet l'attirait tout particulièrement, bien digne d'intérêt pour notre province, je veux parler de la question du cidre ; il y revint souvent devant les sociétés savantes du Calvados. A ce point de vue, il fut un précurseur en constatant le premier que, dans certains cas, l'addition d'un peu de levure de bière au cidre activait la fermentation des jus et déterminait ensuite d'une façon plus régulière leur fermentation. C'est encore lui qui fit connaître les avantages de l'addition d'un peu de tartrate de potasse, pour neutraliser leur trop grande acidité, pour les clarifier et régulariser leur seconde fermentation. A la même époque, il reconnut qu'une mince couche d'huile d'olives prévenait les progrès de l'acidification trop rapide des cidres, dans les tonneaux restés en vidange. En 1840, il proposait de mettre au concours l'étude de la préparation rationnelle des cidres et eaux de-vie, exprimant en même temps ses doutes sur l'exactitude des théories, alors en vigueur, sur les fermentations.

Les nombreuses fonctions du professeur Thierry et la surveillance d'une importante officine, à la tête de laquelle il avait remplacé son père, ne lui laissèrent pas tous les loisirs nécessaires pour terminer ses travaux (1). Son biographe, Isidore Pierre (2), qui fut aussi son successeur dans la chaire de la Faculté, dit qu'on a trouvé dans ses papiers un grand nombre d'observations intéressantes et de faits nouveaux dont il ne put achever l'étude et qui ont été utilisés par d'autres.

Il n'était pas seulement occupé de ses devoirs de professeur et de pharmacien, il avait encore à remplir des charges publiques. La confiance de ses concitoyens l'avait appelé, en effet, au Conseil municipal de Caen en 1823 et au Conseil général du Calvados en 1849. Professant le culte du souvenir, on le vit, lors de l'inhumation de Desmoueux au Jardin des Plantes, donner un dernier adieu au vieux maître caennais. C'est à la cérémonie qui eut lieu à Saint-André-d'Hébertot, en mémoire de Vauquelin, qu'il ressentit les premières atteintes du mal auquel il devait succomber le 22 décembre 1851. (3)

Il conserva jusqu'à la fin l'activité de son esprit et une grande

---

(1) Voici la liste de ceux qui n'ont pas été cités plus haut . *Eloge de Chibourg*, 1807 . *Nouveau procédé d'extraction par déplacement de la cantharidine* (Journal de Pharmacie et de Chimie) , *Sur le dégagement de la chaleur ou du feu dans les combinaisons chimiques Faits relatifs à l'action du protochlorure d'etain sur les acides sulfureux et chlorhydrique réunis* , enfin il collabora à la Normandie agricole

(2) Mémoires de l'Académie des Sciences, Arts et Belles-Lettres de Caen La présente notice n'est que le résumé de l'éloge du professeur Thierry par son successeur.

(3) Il fut enterré dans le cimetière de Repentigny, où l'on voit également le tombeau de son fils, capitaine d'artillerie de marine, mort en 1859.

facilité de travail. « Comme professeur, il avait la diction facile, souvent élégante, toujours sans affectation; ses leçons étaient claires et précises. » Elles prirent fin le 30 juillet 1847 et les paroles qu'il prononça à cette occasion touchèrent vivement ses auditeurs. Depuis l'année 1827, il était doyen de la Faculté des sciences ; sa correspondance avec Thenard et l'abbé Daniel, recteur de l'Académie de Caen, témoigne de l'intérêt qu'il porta toujours à l'amélioration de l'enseignement dans nos Facultés et fait connaître les vues personnelles qu'il avait sur ce sujet.

Telle fut la vie de ce confrere qui, tout en dirigeant une pharmacie, représenta presque à lui seul, pendant une assez longue période de temps, l'enseignement des sciences physiques et chimiques à Caen et dont notre profession peut à bon droit se glorifier.

L'officine de la rue Froide, tenue successivement par les trois Thierry pendant plus d'un siècle, passa, en 1822, entre les mains d'un pharmacien distingué, Louis-Nicolas Auguste De Courdemanche, né à Rouen en 1797, reçu à Paris en 1821. Membre de la Société de pharmacie et de la Société de chimie médicale de Paris (1), il inventa un appareil pratique pour obtenir la glace artificielle ; au moyen du sulfate de soude et de l'acide chlorhydrique (2) et fit paraître dans le Bulletin de la Société de pharmacie de 1824, des *Observations sur la préparation de quelques extraits, onguents et emplâtres*. Cette vieille officine, où les bonnes traditions n'ont pas cessé de se perpétuer, est aujourd'hui entre les mains de M. Charbonnier, professeur de matière médicale à l'Ecole de médecine et de pharmacie.

[annotation manuscrite: M. Thierry avait trois jolies filles dont l'une fut Mme Jules Lecesne, fondé du comité du Havre — une autre épousa M. ... ingénieur des ponts et chaussées, dont le fils devint capitaine de vaisseau.]

(1) La pharmacie De Courdemanche possédait un souvenir de notre vieille pharmacopée C'était un vase bien déchu de son ancienne splendeur, en effet, après avoir été en évidence et avoir contenu ce que l'on considérait autrefois comme la plus précieuse des drogues, il ne servait plus qu'à recevoir les eaux d'une gouttière, lorsque M Leroux en fit l'acquisition pour la pharmacie de l'Hôtel-Dieu, ou le voit aujourd'hui C'est une grande jarre de terre vernissée, en forme de barrique, portant encore les traces d'une inscription qui devait être « Theriaca Andromachi » et les figures informes de quelques-uns des produits qui entraient dans la composition de cet electuaire Dans le *Journal de Pharmacie* de 1892, le professeur Planchon a décrit et figure un vase semblable qui se trouve dans les collections de l'Ecole de Paris

Les vestiges de la céramique pharmaceutique se faisant rares, je signalerai aux amateurs une série de vases en vieux Rouen, a l'Hospice Saint-Louis, une potiche de la même provenance, assez remarquable, a la pharmacie Deleau, a Dives, et surtout les belles faïences conservées a la pharmacie de l'hôpital de Bayeux

(2) Mémoire sur la congélation artificielle de l'eau, neuf pages avec planche (*Journal de Pharmacie*, tome XI°, 1825)

VII

Débuts de Boullay. — Il s'établit pharmacien à Paris. — Ses travaux, — Il
devient membre de l'Académie de médecine. — Son portrait. — Pierre
Durand. — Il est nommé pharmacien de l'hôpital. — Son enseignement.
— Ses travaux sur la physiologie végétale. — Ses études relatives à
l'économie rurale. — Ses successeurs. — Jules Leroux. — L'internat en
pharmacie.

[annotations manuscrites]

Pierre François-Guillaume Boullay naquit à Caen en 1777, d'une
famille protestante. Il était au college lorsque la Révolution éclata,
interrompant ses études qu'il dut compléter plus tard. Lorsqu'il lui
fallut choisir une carrière, il se décida pour la pharmacie et débuta
dans l'officine de Mésaize, à Rouen. La protection de Valmont de
Bomare lui permit d'entrer dans le laboratoire de Vauquelin ; il profita si bien des leçons de cet illustre maître, qu'à la fin de l'année, il
remportait le premier prix de chimie à l'École de pharmacie.

Il n'avait que vingt-deux ans lorsqu'il fonda une officine dans un
des plus riches quartiers de Paris, près de la porte Saint-Denis ; cet
établissement devint rapidement un des premiers de la capitale. Son
mariage le fit entrer dans la famille Boudet, qui compte parmi ses
membres plusieurs pharmaciens du plus grand mérite (1).

Tout en dirigeant sa maison, Boullay enrichissait la pharmacie
théorique et pratique de différents travaux de grande valeur :
*Recherche sur les diverses espèces d'éthers, sur l'éther chlorhydrique ; sur
les éthers phosphorique et arsénique*, qu'il fut le premier à obtenir par
la préparation directe ; *travaux d'analyse sur les amandes douces, sur
la violette*, dont il retira un principe analogue à l'émétine ; *sur la
coque du levant*, dont il retira la picrotoxine ; *mémoires sur diverses
eaux minérales*, en collaboration avec Henry.

Il reconnut avec Boutron la nature du principe cristallin de la fève
du Tonka. Dans un travail en commun avec son fils, il fit paraître ses
recherches sur la *méthode de déplacement*, si féconde en applications.
D'autres études, parues dans les journaux de pharmacie, ont trait à
l'*acide ozulmique*, au *volume des atômes*, etc. Il est impossible de les
citer toutes dans cette brève notice.

Avec quatre de ses confrères, il fonda, en 1809, sous le patronage
de Vauquelin et de Parmentier, le *Bulletin de pharmacie* qui, depuis,

(1) Jean-Pierre Boudet, (1748-1829) membre de l'Institut d'Egypte et de l'Académie de
medecine, pharmacien en chef de l'armée d'Orient — Jean-Pierre Boudet (1778-1849) son
neveu, docteur es-sciences, membre de l'Académie de médecine. — Felix Boudet (1805-1878)
fils du précédent, professeur agrege a l'Ecole de pharmacie et membre de l'Académie de
medecine, créateur de l'hydrotimétrie

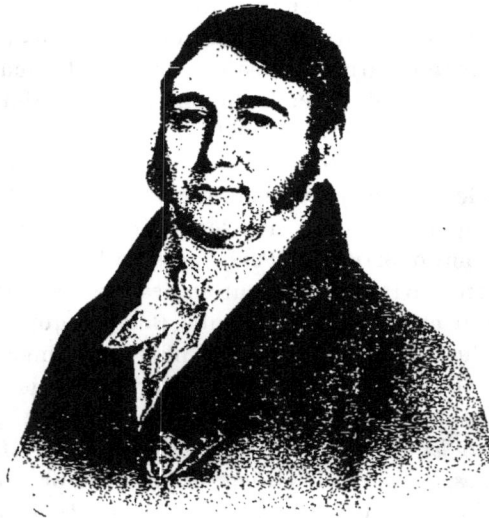

PIERRE-FRANÇOIS-GUILLAUME BOULLAY

(1779-1869)

porta le titre de *Journal de pharmacie et de chimie*, la plus ancienne de nos revues professionnelles. Il fut également l'un des fondateurs de l'établissement des eaux minérales artificielles du Gros Caillou. Il était docteur ès-sciences, depuis 1815, à la suite de la soutenance d'une remarquable thèse sur les éthers. Il fut appelé à l'Académie de médecine, lors de sa création, en 1820 ; il devait appartenir pendant cinquante ans à cette société savante.

Sa pharmacie fut une école d'où sortirent de nombreux élèves qui honorèrent notre profession. L'un d'eux dut quitter l'officine de Boullay pour aller à la frontière comme simple soldat. Rentré à Paris après la bataille de Leipzig. il était reçu le premier au concours d'internat, après quelques jours de préparation. Il parcourut depuis une brillante carrière, il s'agit du professeur Chevalier, membre de l'Académie de médecine. Le malheur frappe cruellement Boullay dans ceux qui lui étaient chers ; en 1835, il perdit son fils, chimiste plein d'espérances, dont la mort accabla sa vieillesse (1).

Il fut pendant six ans adjoint au maire du troisième arrondissement et se fit remarquer par le zele avec lequel il remplit ses fonctions. Officier de la Légion d'Honneur, il était en outre membre de nombreuses sociétés savantes L'Académie des Sciences, Arts et Belles Lettres de Caen avait tenu à honneur de se l'attacher comme membre.

Il mourut à l'âge de 92 ans, après 15 jours de maladie, le 2 novembre 1869. Plusieurs discours furent prononcés sur sa tombe, au nom de l'Académie de médecine et de la Société de pharmacie. M. Marchand, de Fécamp, exprima les regrets des pharmaciens de province et se plut à rappeler combien il devait à la bienveillante protection de Boullay.

Voici le portrait qu'a donné de lui Buignet, dans son discours qui m'a servi pour cette notice: « Le caractère de Boullay était plein de dignité et d'élévation. Si parfois, il se montrait jaloux des prérogatives dues à son âge et à l'autorité de sa longue expérience, jamais cette susceptibilité, d'ailleurs bien naturelle, n'altéra l'urbanité exquise qu'il apportait dans toutes ses relations et qui lui concilia l'estime de tous ceux qui l'ont connu. »

Dans un cadre plus modeste, la vie de Pierre Durand, consacrée toute entiere à l'étude, peut être offerte en exemple. Il naquit à Montpinçon (2), le 19 février 1814, d'une famille pauvre, fit son stage

(1) Polydore Boullay (1806 1835), ne a Paris, reçu docteur es-sciences en 1830 et pharmacien en 1834 fut preparateur de Dumas, avec lequel il entreprit de brillants travaux sur les ethers. A 21 ans, il presentait a l Academie des Sciences un travail qui fut insere dans le Recueil des memoires des savants etrangers

(2) Canton de Saint-Pierre-sur-Dives. La vie de P. Durand s'etant passee pour la plus grande partie a Caen, j'ai placé dans ce chapitre sa biographie

à Lisieux et passa à Caen ses examens d'une façon remarquable. Le président du jury, surpris de voir des connaissances aussi étendues chez ce jeune homme, le signala à l'autorité et lui prédit un brillant avenir.

L'administration des hôpitaux de Caen ayant décidé de créer à l'Hôtel-Dieu une place de pharmacien, il en fut le premier titulaire, sa nomination date du mois de juillet 1840. Jamais confiance ne fut mieux placée et ce poste fut le commencement de sa fortune. Bientôt en effet, sur les conseils du recteur d'Académie, il compléta son instruction et fut reçu la même année bachelier ès-lettres et bachelier ès-sciences. Aussitôt après, il était nommé professeur titulaire de chimie et de pharmacie à l'École de médecine. Mais ce travailleur persévérant ne devait pas s'arrêter en si beau chemin, il voulut conquérir tous les titres qui donnent accès à l'enseignement superieur. Aussi, quatre ans plus tard, était il reçu licencié et l'année suivante (1849), docteur ès sciences devant la Faculté de Paris.

Il fut un modèle de pharmacien d'hôpital, bon et compatissant pour la souffrance. « Homme d'ordre en même temps qu'homme de conscience, il savait concilier, dans une juste mesure, la part due aux besoins réels des malades, avec la sage économie qui doit diriger un établissement de charité », a dit de lui le Dr Delafosse qui l'avait fait entrer à la pharmacie de l'Hôtel-Dieu.

Comme professeur, il ne fut pas moins remarquable. « Les élèves appréciaient sa facilité de parole, son assiduité, la régularité de son enseignement et l'obligeance infatigable avec laquelle il se plaisait à éclaicir, par des démonstrations familières, ce qu'ils n'avaient pas suffisamment saisi dans la leçon ».

J'ai montré jusqu'ici l'homme de devoir, voyons maintenant l'homme de science. Ce fut surtout vers la physiologie végétale que le porta son esprit investigateur (1) Son premier mémoire était relatif à une question qui divisait alors les physiologistes : la cause de la double direction de la tige et de la racine. L'Institut approuva la solution qu'il avait trouvée a ce problème. Dans deux autres mémoires, remplis de faits curieux et inattendus, il étudia l'action de la lumière sur les racines et fut le premier à découvrir ce fait : que certaines racines se dirigent vers la lumière, bien qu'elles soient dépourvues de matière verte. Cette explication détruisait la théorie du célèbre de Candolle.

Mais son œuvre principale fut un travail sur l'accroissement en diamètre des plantes dicotylées. Il parut dans les mémoires des

(1) Deja, etant etudiant, il avait temoigne de sa predilection pour la botanique, en publiant, en 1839, un Tableau synoptique du regne vegetal

savants étrangers, et l'Académie des Sciences consacra 1.500 francs uniquement aux planches. Parmi ses études ayant trait principalement à la chimie et à la pharmacie, citons : *Observations relatives à la préparation de l'oxyde blanc d'antimoine. — Sur un nouveau composé d'iode* (Thèse soutenue à l'École de pharmacie en 1842). — *Nouvelle espèce de cataplasme emollient, usité dans les hôpitaux militaires, les ambulances, les établissements temporaires et les infirmeries régimentaires,* Caen, 1842.

Il appliqua son esprit d'investigation à une foule d'objets, entre autres à l'économie rurale. Dans cet ordre d'idées, il donna des conseils qui produisirent, pour ceux qui les mirent en pratique, les résultats les plus heureux. Lorsque sévit la maladie des pommes de terre, il adressa à ce sujet plusieurs mémoires à l'Institut. D'après lui, la cause de la maladie était, non pas un champignon, mais bien divers agents météoriques et certaines circonstances de culture. Ses expériences parurent probantes et sa théorie fut, à cette époque, adoptée par d'autres physiologistes.

Enfant du pays d'Auge, l'industrie laitière, qu'il étudia particulièrement, fut pour lui l'occasion de faire paraître plusieurs brochures. Il y prêcha aux herbagers de mettre les vaches au piquet ; ces observations, pour n'être pas toujours justes, rendirent néanmoins de grands services aux cultivateurs. En 1830, il combattit le croisement de nos races bovines avec les produits anglais, jugeant que la race cotentine seule suffisait amplement à fournir du lait et de la viande à bon marché. Ses études sur la fabrication des fromages permirent à certains fromagers d'accroître d'un tiers leurs bénéfices. D'autres travaux, dus à sa plume féconde, portent sur les engrais et sur la fabrication du cidre, on les lira encore avec intérêt aujourd'hui (1).

Toutes ses idées tendaient à un but pratique. De sa jeunesse passée au milieu du peuple, il lui était resté au cœur un désir, celui d'être utile aux ouvriers, en augmentant leur bien-être et leur moralité. Dans ce but, il écrivit dans l'*Ordre et la Liberté* des articles d'économie sociale et domestique qui honorent à la fois son esprit et son cœur.

Mais cette existence si remplie devait être de courte durée. Il venait, par son mariage, d'entrer dans une famille riche et honorable, le plus bel avenir lui était réservé, lorsque la maladie le terrassa à l'âge de 39 ans. Il mourut à Caen le 13 juillet 1853, toujours sur la brèche, ébauchant de nouveaux travaux qu'il se proposait

(1) M Julien Travers, dans une notice insérée dans le *Bulletin de l'Association Normande* de 1853, qui m'a servi pour cette biographie, enumère vingt-quatre brochures diverses, tirées a part, dues à la plume de Pierre Durand, sans parler des nombreux articles, parus dans les journaux et les recueils des sociétés savantes de notre province

d'envoyer bientôt à l'Institut. Ce savant modeste, qui faisait honneur à notre Ecole, eut les obsèques que méritaient sa valeur scientifique et sa popularité de bon aloi. Le directeur de l'Ecole de médecine, le recteur et des délégués des sociétés savantes tinrent à déposer le tribut de leurs regrets sur la tombe de celui qui avait été, dans toute la force du terme, le fils de ses œuvres.

Pour terminer ce chapitre, je citerai les noms de ceux qui se sont succédés dans la place de pharmacien de l'Hôtel-Dieu. Après celui qui en avait été le premier titulaire, son frère, Léonard Durand, fut nommé à ce poste, qu'il conserva pendant douze ans. Il le quitta pour s'établir à l'entrée de la rue Saint-Jean ; puis il créa une autre officine à Laize-la-Ville.

Son successeur, Jules Leroux, né à Ussy en 1826, avait été stagiaire à la pharmacie Fayel (1), à Caen. En 1866, après avoir fait dans l'Orne une gérance d'une dizaine d'années, il fut nommé pharmacien de l'Hôtel Dieu. Dans ce poste, son activité, son économie et son dévouement lui valurent, à diverses reprises, les félicitations des administrateurs. Des récompenses lui furent décernées pour sa belle conduite : médaille d'argent en 1874, par le Conseil municipal, à la suite du choléra ; en 1880, médaille d'or, par le ministère, pendant une cruelle épidémie de fièvre typhoïde. Aussi, lorsqu'en 1886, il fut nommé chevalier de la Légion d'Honneur, cette distinction, digne couronnement de sa carrière, fut-elle unanimement approuvée. Après vingt six ans de service d'hôpital, il se retira dans son pays natal où il mourut en 1902. En rappelant le souvenir de M. Leroux, je m'acquitte d'une dette de cœur, d'un devoir de reconnaissance vis-à-vis de celui qui fut pendant quatre ans mon chef de service. Ce n'était pas seulement un fonctionnaire modèle, il fut aussi un ami délicat et dévoué ; sa mémoire sera conservée fidèlement par les anciens internes de l'Hôtel-Dieu.

En 1892, M. Gramont, qui avait tenu une officine dans la rue Ecuyère, devint après lui pharmacien en chef ; il était en même temps professeur suppléant à l'Ecole de médecine. Il abandonna la carrière pharmaceutique pour faire place, en 1898, au titulaire

(1) M. Fayel fut, dans son temps, le doyen des pharmaciens de Caen , il exerça rue Montoir-Poissonnerie jusqu'à un âge très avancé. Dans les dernières années de sa vie, de son lit placé dans la pièce voisine, il surveillait ses élèves par une fenêtre donnant sur l'officine, suivant en cela les préceptes émis, au XVII' siècle par Jean de Renou, dans son *Dispensarium*, ou il est dit « L'apothicaire sera toujours aux écoutes et espiera par une petite fenestre vitrée qu'il fera faire à ces fins dans la muraille mitoyenne, si ses apprentis et serviteurs sont à leur devoir, s'ils reçoivent amiablement les estrangers, et s'ils distribuent et vendent fidèlement et sans tromperies ses drogues et compositions. »
Son fils, le docteur Charles Fayel (1830-1904), professeur à l'Ecole de médecine de Caen, a publié de nombreuses brochures relatives à la physiologie et à l'histoire de la médecine.

actuel, M. Caillot, membre du jury d'inspection des pharmacies, qui
est pour les jeunes internes un maître bienveillant et éclairé.

L'internat en pharmacie des hôpitaux de Caen ne date que de
l'année 1870 ; à cette époque, l'administration désigna d'office
l'étudiant Berjot, fils d'un pharmacien de la ville. Dans la suite, un
concours fut institué, le premier élève nommé par cette voie fut
M. Loisel, mort il y a deux ans, pharmacien à Troarn. Depuis 1898,
le nombre des internes en pharmacie a été porté à deux.

Dans quelques mois, un nouvel hôpital, aménagé selon toutes les
données de l'hygiène moderne, ouvrira ses portes aux malades et au
personnel de l'Hôtel-Dieu. Mais les flâneries sous les cloîtres, les
promenades dans les allées du parc, les nouveaux internes ne les
connaîtront plus ! Qu'il soit permis à leurs aînés de les regretter, en
associant à ce souvenir celui de la vieille pharmacie où s'écoulèrent
quelques années de leur jeunesse.

VIII

Les Apothicaires de Bayeux. — Leurs statuts. — Examens. — Vente des
poisons. — Quatre visites par an. — Frédéric Pluquet. — Ses travaux
professionnels. — Un pharmacien bibliophile. — Marchand de vieux
bouquins — Il revient à Bayeux. — Ses ouvrages sur la Normandie.

L'antique cité de Bayeux ne pouvait manquer d'avoir des corporations d'arts et métiers. Les apothicaires de la ville, réunis aux épiciers-droguistes, aux ciriers et aux confiseurs, établirent en 1634 et
en 1661 les statuts de leur communauté. En 1739, ils les dressèrent de
nouveau « avec les augmentations que le Conseil de Sa Majesté avait
jugé à propos d'y apporter. » Approuvés par lettres patentes du 7
octobre 1739, ils furent homologués par le Parlement de Normandie
l'année suivante. Ils se composent de 28 articles, à la rédaction
desquels le lieutenant du premier médecin du roi paraît avoir eu la
haute main, car on y fait intervenir à tout propos son autorité (1).

Chaque année, « au logis du plus ancien » avait lieu une réunion
générale de tous les membres de la corporation. On y donnait lecture
des statuts et des contraventions faites pendant l'année, les apprentis
et les gardes élus y prêtaient serment devant le lieutenant du premier
médecin du roi qui présidait. Une amende de dix livres était portée
contre les manquants.

La corporation était divisée en plusieurs sections, il y en avait
probablement autant que de métiers, car un peu plus loin il est dit :

(1) Statuts pour les maîtres apothicaires, droguistes et épiciers de la ville de Bayeux.
Gabriel Briard, imprimeur, Bayeux, 1740.

Chaque corps a un coffre pour y renfermer tout ce qui appartient à la communauté et un droguier pour servir à interroger les candidats.

Les inspections étaient fréquentes, les apothicaires avaient à subir deux fois par an celles des gardes jurés qui étaient gratuites. De plus, tous les trois mois, le lieutenant du premier médecin du roi faisait la visite des officines ; les drogues de mauvaise qualité ou trop vieilles étaient jetées et « péries » et le marchand condamné à vingt livres d'amende.

Celui qui se destinait à la pharmacie devait d'abord prêter serment et produire un certificat de bonne vie et mœurs et un autre constatant qu'il appartenait à la religion catholique, apostolique et romaine. L'apprentissage et le stage comprenaient chacun une période de trois années.

L'aspirant à la maîtrise subissait, le premier jour, des interrogations sur la préparation et la mixtion des médicaments. Le second jour avait lieu l'examen des plantes et du droguier, c'était *l'acte des herbes* : on y présentait au candidat une foule de substances médicinales dont il devait indiquer le nom et les vertus. S'il était reçu, on lui indiquait son chef-d'œuvre, comprenant trois compositions qu'il effectuait le jour de l'assemblée générale annuelle (1). Les nouveaux maîtres prêtaient immédiatement serment devant leurs confrères réunis et la cérémonie se terminait par un versement de trente sols que chacun des apothicaires de la ville opérait entre les mains de l'inévitable lieutenant du premier médecin du roi.

Les membres de la communauté de Bayeux paraissent avoir eu la tête près du bonnet, l'article suivant frappait à la bourse ceux qui prétendaient régler leurs querelles à coups de poing : « Celui qui jurera le saint nom de Dieu dans lesdites assemblées ou visites, payera dix livres d'amende ; qui y frappera son confrère, six livres et qui y incitera ou excitera dissension ou scandale, quatre livres et plus grande peine s'il est avisé en ladite assemblée générale. »

« En cas d'abus », les mémoires des apothicaires (2) étaient soumis

(1) Ce même jour avait lieu en public l'examen des autres membres de la corporation. L'épicier-droguiste faisait « le discernement et l'élection » des drogues et épices, le cirier un cierge et le confiseur une confiture selon la saison, après quoi ils étaient proclamés maîtres.

(2) Les mauvaises langues — il y en a eu dans tous les temps — disaient *mémoire d'apothicaire* pour désigner un compte sur lequel il y avait beaucoup à rabattre. Dans *La vie privée d'autrefois*, M. Franklin raconte, d'après un auteur du XVII° siècle, qu'un mari venant discuter avec les marguilliers de l'église, le prix qui lui est demandé pour l'enterrement de sa femme, finit par lui proposer de partager la somme en deux :

Je crois qu'il est plus à propos,
Pour bien sortir de cette affaire,
De régler tous les frais en gros
Comme ceux d'un apothicaire,
C'est-à-dire, en bonne amitié,
Retrancher la belle moitié.

(Abbé DE MARIGNY. *Le pain benit.* 1673).

au lieutenant dont il a été parlé, qui les corrigeait (Dieu sait avec quelle compétence !) et qui pouvait, s'il le jugeait à propos, imposer aux maîtres de la ville un tarif que les intéressés devaient suivre sous peine d'une amende de 50 livres.

Ils ne devaient traiter eux-mêmes les malades qu'en cas de nécessité. Seuls ils avaient le droit de vendre les remèdes préparés et composés ; ils ne pouvaient joindre à ce commerce que celui des mêmes drogues et marchandises permises à leurs confrères de Caen : il y avait là une restriction en faveur des épiciers-droguistes. Ceux-ci devaient également se conformer, pour la vente des produits de leur profession aux statuts des épiciers de Caen (Voir l'appendice).

La vente des poisons était sévèrement réglementée : les substances toxiques devaient être renfermées dans une armoire dont la clef était gardée par le marchand, sous peine d'amende et de punition corporelle. Leur vente était réservée à cinq « personnes de probité » dont deux choisies parmi les apothicaires et trois parmi les épiciers, par les officiers de police. Elles ne devaient fournir de poisons qu'à des personnes connues et inscrire toutes ces ventes sur un registre spécial signé par les acheteurs. Si ces derniers ne savaient pas signer ou bien n'étaient pas connus des marchands, ils devaient se faire accompagner par des personnes solvables qui signaient à leur place.

Tels étaient ces statuts, rédigés par les maîtres suivants, appartenant aux quatre professions susdites : Sevestre. garde, Bourgeois, syndic, P. Gaugain, J. Houlette, R. Jehanne, Michel, Charles Lony, Araould, Fauvel, Maheust, Maufras, Tavigny, Lanjallay, P. Jean, Tavigny le jeune.

Au XVIIIe siècle, les pharmaciens de Bayeux étaient moins nombreux qu'aujourd'hui. En 1750, ils étaient quatre maîtres, six en 1758 (1) et trois seulement en 1776. En réalité, il devait y avoir presque toujours six officines, seulement lorsqu'elles étaient tenues par des veuves de maîtres, elles n'étaient pas représentées dans la corporation.

Plus tard il y eut quelques fondations, car lorsque les maîtres apothicaires se réunirent. le 25 février 1789, au couvent des Augustins, pour rédiger le cahier des doléances de leur communauté, ils étaient au nombre de neuf : Le Brisoys des Noireterres et Regnauld, gardes-jurés ; Augustin Christophle, Hervé Picot, de La Mare, Desacres, Pierre Jacques Tillard-Disaires (2), Dujardin, Laurent Leboucher. Ce dernier fut député pour représenter sa corporation. (3) Ajoutons qu'à

---

(1) En 1761, il y avait à Bayeux vingt-sept droguistes-epiciers

(2) Tillard-Disaires avait été reçu apothicaire à Rouen en 1784.

(3) Renseignements fournis par M. l'abbé Le Mâle.

l'hôpital des vénériens de Bayeux, il y avait, en 1781, un aide-apothi-
caire payé 70 livres par an, et un garçon de pharmacie qui recevait
20 livres (1).

Quelques corporations d'arts et métiers avaient des armoiries particulières avant le XVIIe siècle, toutefois cet usage ne devint général
qu'à la suite de l'ordonnance fiscale de Louis XIV, en 1697. Voici quel
était le blason de la corporation des apothicaires de Bayeux, d'après
d'Hozier (2) : de sable à deux pilons d'or passés en sautoir.

Bayeux a donné le jour à l'un de nos confrères dont la figure est
assez originale. Je veux parler de Frédéric Pluquet, qui naquit sur la
paroisse Saint-André, le 19 septembre 1791. Sa famille, très honorable
et anciennement fixée dans cette ville, avait déjà fourni des personnes
remarquables par leur savoir, entres autres l'abbé Pluquet (1716-
1790), auteur d'ouvrages sur la philosophie et l'histoire, qui fut
vicaire général de Cambrai et professeur au Collège de France. Un
autre de ses oncles, médecin distingué, a laissé sur son art de nombreux manuscrits qui se trouvent à la bibliothèque de la ville de
Bayeux.

Frédéric Pluquet étudia d'abord dans sa ville natale, puis il fut
élève de l'École de pharmacie de Paris, devant laquelle il obtint son
diplôme en 1808. Il fit paraître, dès cette époque, deux brochures,
l'une intitulée *Nouvelles recherches sur les quinquinas* et l'autre *Essai
sur la nature des poisons;* cette dernière fixa sur lui l'attention
publique. Il devait, seize ans plus tard, donner un travail ayant
encore trait à la botanique: *Observations sur l'origine, la culture et
l'usage des plantes originaires du Bessin.* Ce sont les seuls travaux qui
lui aient été inspirés par ses études professionnelles. Il se rappela,
cependant, sa prédilection pour l'histoire naturelle, au moment de la
création de la Société Linnéenne de Normandie dont il voulut être l'un
des fondateurs.

Mais sa destinée n'était pas là, ses goûts littéraires devaient le
détourner de la science et bientôt l'officine qu'il dirigeait à Bayeux
devint le rendez-vous des bibliophiles de la contrée. Amateur pas-
sionné de livres anciens, il recueillait surtout ceux qui pouvaient
l'éclairer sur l'histoire de la Normandie.

Lorsque le Révérend Dibdin effectua son voyage en France, il ne
manqua pas, à son passage à Bayeux, d'aller voir notre antiquaire.
Cet Anglais érudit, souvent oublieux des convenances, a raconté son
entrevue avec Pluquet en termes légers contre lesquels du reste ont
protesté, d'abord celui qui en fut l'objet et ensuite son traducteur lui-

(1) *Archives du Calvados* C. 850
(2) Bibliothèque nationale, manuscrits français, n° 32 213, page 618.

même. Cette visite est la meilleure preuve de l'estime dans laquelle le tenaient ses compatriotes. Voici une partie de ce récit : « Avant de rentrer à l'auberge, je me rendis chez M. Pluquet, pharmacien de profession, mais dans le cœur amateur et vendeur de livres. » Après un parallèle entre la pharmacie et la librairie, dans lequel l'auteur rappelle que les anciens nommaient les livres la médecine de l'âme « nous montâmes », ajoute-t-il, « dans la chambre à coucher. Sur la muraille, en face du lit, étaient disposés quelques demi-douzaines de tablettes garnies de livres de toute nature. Messieurs, nous dit le pharmacien, vous voyez réunis dans cette chambre tous les trésors que je possède au monde : ma femme, mon fils, mes livres et mes bibelots. Je suis enthousiaste de tout ce qui porte le caractère de l'antiquité, mais je n'ai que de faibles ressources, et mon aversion pour mon état est précisément en proportion de mon amour pour les livres ». Sur ses instances, il céda un petit volume rare au Révérend et celui-ci inscrivit sur son carnet de voyage : « Voilà assurément l'amateur de livres le plus enthousiaste que j'aie rencontré parmi ceux qui en vendent (1). »

Pluquet devait bientôt céder à cette passion et voici ce qu'il écrivait a Théodore Licquet, vers 1822 : « C'en est fait, j'abandonne définitivement toutes les fioles de la médecine pour les exemplaires de Vérard et de Gourmont ». Il tint parole et, malgré les regrets de ses amis, il quitta Bayeux pour ouvrir à Paris une librairie. Dans cet établissement, on ne rencontrait que des livres rares et curieux et des autographes réunis par ses soins (2). Il se trouvait donc enfin dans le milieu qu'il avait rêvé. En rapport avec de nombreux bibliophiles, il était à même de rassembler les bouquins que la Révolution avait fait sortir des châteaux et des établissements religieux et qu'on trouvait alors à vil prix. Il en profita pour augmenter considérablement ses collections personnelles relatives à l'histoire de notre province. Peut-être ses affaires se ressentirent-elles de ses préférences ; toujours est-il, qu'au bout de quatre ans, il revenait dans sa ville natale reprendre le pilon qu'il croyait avoir abandonné pour toujours.

« Il y fut accueilli », dit son biographe (3) « comme il le devait, son absence l'avait fait encore mieux apprécier et l'on s'estima heureux de posséder un homme dont les talents pouvaient être utiles au pays ». Sa nouvelle officine fut rapidement achalandée et, sans abandonner

(1) Cf. Voyage bibliographique, archéologique et pittoresque en France. Traduit de l'anglais de Th Frog Dibdin par T. Licquet, 1825.

(2) Le catalogue des livres de Pluquet, formant un volume in-8° de 144 pages, fut imprimé en 1822, à Paris, chez Crapelet.

(3) Notice nécrologique sur Frédéric Pluquet par E Lambert, parue dans le *Mémorial du Calvados* du 14 septembre 1834, et tirage à part, 4 pages. C. Groult, imprimeur a Bayeux.

4

les soins qu'il devait donner à sa maison, il se livra de plus en plus à l'étude de l'histoire de la Normandie. C'est de cette époque de sa vie que datent la plupart de ses ouvrages, dont les principaux sont le *Roman du Rou* de Robert Wace (1827) et l'*Essai historique sur la ville de Bayeux* (1829).

Estimé de ses concitoyens, il fut, à plusieurs reprises, investi par eux de fonctions publiques : appelé deux fois à présider le Tribunal de commerce, il entra après 1830 au Conseil municipal. On ne sera pas surpris d'apprendre qu'il parla éloquemment, devant cette assemblée, en faveur de la création d'une bibliothèque publique. Il obtint gain de cause et cet établissement, aujourd'hui assez important, fut fondé à la fin de l'année 1833. Il ne put profiter, comme il l'avait espéré. de ces collections, qu'il avait été le premier à enrichir, car la mort le ravit aux siens et à ses amis à l'âge de 53 ans, le 3 septembre 1834, après une existence dont la meilleure partie avait été consacrée à illustrer la province pour laquelle il avait une si profonde affection,

Il avait laissé un fils, Adrien-Frédéric Pluquet, — né à Bayeux en 1812 et mort dans la même ville, il y a une dizaine d'années, — qui suivit la carriere de son pere et exerça la pharmacie à Cherbourg. Ce dernier publia quelques travaux historiques : *Bibliographie de la Manche*, Caen, 1873, in-8°. — Traduction d'un chapitre du *Voyage de sir John*, concernant Bayeux. — Traduction du *Roman du Rou*, petit in folio. — *Bibliographie Bayeusaine*, manuscrit.

IX

Les apothicaires de Vire. — Leurs statuts. — Les syndics jurés. — Le greffier de la communauté. — Leurs doleances. — Les pharmaciens des villages voisins. — Circonscription etendue. — Examens dans les villes voisines. — Exercice de la pharmacie par les médecins. — La communauté défend ses privilèges.

La pièce la plus ancienne, relative à la pharmacie viroise, est une double feuille de parchemin conservée aux Archives du Calvados, qui porte pour titre : *Ordonnances et statuts sur l'art et profession des apothicaires de Vire pour être gardés et observés par les maîtres de cette ville et par leurs successeurs*. Ce règlement, en date du 4 juin 1622, fut élaboré en vertu d'une commission de messire Charles Bouvard, premier médecin du roi et conseiller général pour l'édit de 1619, relatif aux jurandes des apothicaires en France, aussi portait-il le cachet de ses armes, mais ce sceau a disparu.

Il ne contient que six articles ne présentant rien de bien original.

Il exigeait trois ans d'apprentissage (1), réduit à deux ans pour les fils de maître. L'apprenti devait être âgé de quinze ans au moins et connaître la langue latine ; après quoi, trois années de compagnonnage étaient aussi exigées. L'examen d'apothicaire devait avoir lieu devant tous les maîtres convoqués à cet effet, en présence d'un ou deux des médecins de la ville (2). Pour le chef-d'œuvre, les préparations de grand prix, telles que la thériaque et le mithridate devaient être exclues, ou bien, si les maîtres les imposaient, ils devaient en fournir au candidat les matières premières.

Au bas de ces statuts, on lit : « Desmares et par son commissaire-délégué Maze ». La première signature doit être celle du lieutenant général du baillage, probablement apparenté à un apothicaire de Vire de ce temps-là, Samuel Desmares, sieur de la Rohardière, dont le fils jouit d'une certaine notoriété (3).

La communauté de Vire ne manqua pas de signaler, le cas échéant, les infractions aux règlements dont elle avait la garde. En 1770, elle assignait un médecin de la ville, François Brizoult, sieur du Hamel, à comparaître devant le lieutenant de police pour y répondre d'avoir exercé illégalement la pharmacie. Ce docteur appartenait à une famille qui avait compté des apothicaires parmi ses membres, ce qui n'était pas pour excuser son délit.

Les apothicaires durent, à différentes reprises, payer assez cher les prérogatives dont jouissait leur communauté. Le pouvoir royal, devant des besoins d'argent toujours croissants, avait créé en effet, des charges susceptibles de rachat, moyennant une somme qu'il avait fixée lui même. Un édit de 1691, ayant institué la charge héréditaire de syndic juré, les apothicaires de Vire, pour jouir de l'union et

---

(1) Les contrats d'apprentissage étaient enregistrés au greffe de la communauté des apothicaires. En 1780, le syndic prenait deux apprentis pour trois ans, moyennant le prix de 1 000 livres pour l'un et 1 200 livres pour l'autre

(2) Les examens avaient quelquefois lieu chez les médecins, tel celui de Richard Legallois, en 1692, devant Jean Clouet, Gilles Asselin, Guillaume Asselin et Noel Decaen, qui se passa dans la maison de François de la Brière, sieur de Reauté, docteur en médecine.

(3) « Toussaint-Guy-Joseph Desmares, né en 1605, qui fut curé de Vire en 1627 et quitta cette cure en 1630 pour se livrer à la prédication. Il prêcha avec succès à Saint-Roch ·

« Desmares dans Saint-Roch n'aurait pas mieux prêché. »

(BOILEAU — *Satire X*)

« Il se mêla aux controverses religieuses et ses prédications lui attirèrent quelques persecutions. Il publia de nombreux ouvrages sur la théologie. Etant allé à Rome soutenir les cinq propositions de Jansénius devant le pape Innocent X et les cardinaux, il s'aliéna ainsi les bonnes grâces de la cour et de Louis XIV et jugea à propos de s'exiler volontairement chez le comte de Lianconrt, où il mourut, le 19 janvier 1687 » (MORIN-LAVALLÉF)

On raconte que le grand Condé, après l'avoir entendu prêcher, dit à ceux qui l'accompagnaient : « On ne m'avait pas trompé, cet homme est dangereux ; si je l'entendais une seconde fois il me convertirait. »

incorporation de cet office à leur corporation, durent verser une somme de cent livres (1).

Ils avaient déjà racheté, de la même façon, la charge de greffier de leur communauté pour l'enregistrement des actes les concernant. Cet office était par eux affermé en 1782 au sieur Laurent Porquet des Landes.

Ces charges onéreuses, jointes à la fondation de nouvelles officines dans les environs, avaient notablement amoindri la situation des apothicaires de Vire. C'est du moins ce qu'ils expliquaient dans une requête adressée en 1712 au commissaire du roi de la Généralité de Caen, dans le but d'obtenir une remise de la moitié de la somme de cent livres qu'ils devaient verser pour la taxe sur les corps et métiers, leur trafic se trouvant extrêmement réduit à cause des apothicaires qui s'étaient établis dans tous les bourgs possédant des juridictions. Il dut être fait droit en partie à cette demande, car l'année suivante, les six apothicaires de Vire n'eurent à payer que 80 livres : Guillaume Asselin 30 liv., Richard Legallois 10 liv., Jean Asselin 10 liv., Nicolas Mesquet 10 liv., la veuve de Jean Clouet 10 liv., Jeanne Asselin, 10 liv. (2).

Le même impôt fut ainsi réparti entre les apothicaires résidant à la campagne : Huard dit Lejeune 6 liv., Bertrand Debon 6 liv., Marguerite Debon 5 liv., tous les trois à Saint-Sever ; Michel Letellier, à Landelles, 10 liv. ; Gilles Trempé, à la Graverie, 6 liv. ; Feuillet, au Tourneur, 6 liv. ; Thomas Lemeunier, à Saint-Vigor-des-Monts, 7 liv. ; Jacques Lainé, à Monbray, 6 liv. ; Lucas Hastier, à Pont-Farcy, 6 liv. ; Pierre Bourgeaud, à Neuvilles, 3 liv. ; Adam Delamarre, au Bény-Bocage, 6 liv. ; Picquenard les fosses à Tallevende, 2 liv. ; Feugère et sa femme, à Clinchamps, 6 liv.

Les membres de la corporation, entre autres attributions, avaient le devoir de procéder à la réception des nouveaux maîtres. Voici comment se passaient les examens à la fin du XVIIIᵉ siècle. Les examinateurs prenaient d'abord connaissance de l'extrait de baptême du candidat, de l'attestation de bonne vie et mœurs délivrée par son curé et de ses certificats d'apprentissage. Lorsque le candidat avait suivi des cours, il présentait au jury les attestations de ses profes-

(1) A cette charge était attribué le droit de visiter les officines de la ville et de tous les endroits dépendant de la communauté. En 1784 le roi ayant voulu créer un office d'inspecteur-contrôleur, qui paraissait faire double emploi avec celui de syndic, la corporation de Vire se joignit à celle de Caen, pour protester contre cette création « Il serait ridicule, disait-elle, de dépouiller de légitimes propriétaires d'une charge aussi délicate pendant que personne ne s'en plaint, pour en revêtir un homme inconnu, pour ne pas dire davantage. »

(2) Aux XVIIᵉ et XVIIIᵉ siècles, les apothicaires de Vire étaient presque toujours parents entre eux. Ainsi, Richard Moze avait eu pour successeur son gendre, Guillaume Legallois, auquel succéda son fils, Richard Legallois. On trouve dans les registres de l'Etat civil les traces des nombreuses alliances contractées entre les familles d'apothicaires.

seurs, dans le genre de celles-ci : « Je certifie que le sieur Jean-Baptiste Dumont, de Vire, a suivi pendant deux ans mes leçons de botanique avec beaucoup d'exactitude et qu'il m'a suivi dans les herborisations que j'ai faites dans la campagne, Caen, le 1er avril 1766, Desmoueux (1).

« Ego infra scriptus, regius chimiœ professor in medica Facultate Cadomensis Academie in eademque doctor agregatus, testor omnibus quorum interest, Johannem Baptismam Dumont Virœum, meas de regno vegetabili prelectiones chymicas assidue accepisse operationes que solerti manu adjuvasse. Datum Cadomi die julii V° anno 1766, Deschamps ».

Le premier jour, le candidat était interrogé sur les poids et mesures, les caractères et les instruments servant à la pharmacie. Le deuxième jour, il avait à répondre : le matin, sur l'histoire des drogues simples et les quatre parties de la pharmacie, le soir, sur la connaissance des plantes et la botanique (2). Le troisième jour, on l'interrogeait sur la chimie et il devait expliquer la table des affinités. Puis il avait deux jours pour confectionner, avec l'aide d'un maître, les six préparations, trois chimiques et trois galéniques, constituant son chef-d'œuvre, après quoi il était proclamé maître en pharmacie.

Si le candidat était de la ville et bien apparenté, la cérémonie de réception revêtait une certaine solennité. Ainsi, Dumont en 1768, prépara son chef-d'œuvre dans la classe de quatrième du Collège royal de la ville. Le jury, après l'avoir vu opérer et « réduire à perfection » les diverses compositions qui lui avaient été imposées, lui décerna le *dignus est intrare*, en présence des trois docteurs en médecine et des trois chirurgiens de la ville et autres notabilités dont la signature fut apposée au bas du procès-verbal, comme à un contrat.

Le plus ancien examen, dont les registres de la corporation fassent mention, est celui de Guillaume Legallois, reçu en 1646 — pour exercer à Vire — par Richard Mazé, Louis Asselin et Jacques Brizoult, apothicaires, assistés de trois docteurs, Jacques de Bled, François Surbled et Jean Criquet. Il eut à confectionner les six préparations suivantes : Electuaire de diacarthane, Sirop de roses, Sirop de jujubes, Sirop de citrons, Tablettes des trois santaux et Diamargaritum frigidum.

(1) Nicolas Desmoueux (1728-1801), né a Caen, medecin et botaniste. Ses elèves reconnaissants lui ont élevé un tombeau dans le Jardin des Plantes de Caen.

(2) Le syndic du College de pharmacie de Vire, qui avait ete demonstrateur — c'est-à-dire préparateur du cours — de chimie en l'Université de Caen, avait crée dans la ville un jardin contenant des plantes medicinales Cela ressort d'un procès-verbal de reception en 1782, ou il est dit que l'un des examinateurs s'est transporte avec le candidat « dans le jardin botanique du sieur J.-B Dumont, pour l'interroger sur les plantes usuelles » Dans la suite, les autres procès-verbaux portaient toujours « dans le Jardin des Plantes ordinaire ».

Il arrivait quelquefois aux membres du jury de s'adjoindre un apothicaire d'une ville voisine de la localité où le candidat voulait s'établir : en 1782, lors de la réception de Pierre Anquetil, bourgeois de Pontorson (1), on avait convoqué en qualité d'examinateur un maître en pharmacie d'Avranches, Noël Fontaine.

D'autres fois, très rarement il est vrai, ils se transportaient dans les villes voisines. On les voit, en 1777, au nombre de deux, examiner avec un apothicaire de la ville, dans l'hôtel du médecin du roi, à Domfront, le sieur Pierre Levalboucq, qui fit son chef-d'œuvre dans la Chambre du Conseil du Baillage.

Voici les noms des maîtres en pharmacie reçus par la corporation de Vire, pendant les quarante dernières années de son existence :

Vire	1747.	Jean Duboscq, sieur de la Servitière.
—	1752.	Georges-François Lemarié.
—	1757.	Pierre Duboscq.
—	1768.	Jean-Baptiste Dumont.
—	1777.	Jean Louis Lenormand.
—	1783.	Philippe Leblanc,
—	1789.	Antoine Roussel.
—	1792.	N. A. Mabire de la Huberdière.
Avranches	1777.	Noel Fontaine.
—	1778.	Beaubigny Gristière (2).
—	1784..	Jacques-Marie Cousin (3).
—	1786.	Augustin Durand.
—	1786.	Jean Hardy des Alleux.
—	1789.	Jean-Louis Hardy des Alleux.
Granville	1780.	Julien Nicolas Moulin.
—	1784.	François Lambert (4).
Pontorson	1783.	François-Marie Caignon (5).
—	1789.	François Morel.
— ·	1791.	Gabriel Haidon.
Landelles	1748.	Noël Letellier.
—	1754.	Laurent de Gournay.
Bressey	1786.	Jean Baptiste Pitou. ·
Tessy	1784.	Jacques Flaust.
Pont-Farcy	1754.	François Pastel.

(1) Il exerçait depuis vingt ans sans être reçu.

(2) Il avait exercé pendant neuf ans la pharmacie au bourg de Ducey, sans être inquiété

(3) Successeur de Fleury le jeune.

(4) Successeur de son père.

(5) Successeur de son père, Jacques Caignon.

Villedieu	1787.	Pierre-Vincent Loyer.
Saint-James	1789.	Julien Barenton.
Le Bény-Bocage	1755.	Louis de Gournay Palières.
Condé-sur-Noireau (1)	1787.	Julien Lefèvre.

La communauté eut souvent à lutter pour la conservation de ses privilèges. En 1780, un certain chirurgien, au retour d'un voyage à Terre-Neuve, avait acheté à Granville une officine et exercé les deux professions malgré leur incompatibilité. Condamné à fermer, il s'était pourvu devant le premier médecin du roi qui lui avait fait obtenir des lettres patentes enregistrées au Grand Conseil et il avait ouvert de nouveau, au détriment des pharmaciens de la ville. La corporation de Vire adressa à ce sujet une requête au Parlement de Normandie.

D'autres contraventions de ce genre étaient passées inaperçues ou bien la communauté, ne recevant aucune plainte, avait fermé les yeux. Ainsi en 1782, un sieur Jean Roulier lui adressait une demande, en vue d'être examiné pour pouvoir exercer régulièrement la pharmacie à Saint Cormier des-Landes. Il se disait ancien aide-major de l'armée française en Allemagne et sur les vaisseaux des Etats généraux de Hollande. Depuis plusieurs années, il exerçait les deux professions de chirurgien et d'apothicaire, mais son âge ne lui permettant plus de sortir de chez lui, il voulait s'en tenir à la pharmacie seule et se mettre en règle avec l'autorité.

Le Jury n'était pas bien exigeant et devait se contenter de peu, si l'on en juge par le procès-verbal suivant qui est de 1755 : « Michel Postel, dans sa requête, nous remontre qu'ayant voyagé sur mer, il auroit connoissance de plusieurs drogues provinciales et étrangères, onguents et emplâtres qu'il voudroit vendre et débiter pour le bien public, avec quelques compositions galéniques et chimiques nécessaires pour l'assortiment d'ycelles, desquelles drogues il nous représenteroit des factures des maîtres apothicaires chez qui il les auroit achetées. » Après un examen sommaire, Postel fut reçu « à condition de ne faire aucunes impérities et de ne résider ailleurs qu'au bourg de Vassy ou paroisses limitrophes ».

Les apothicaires de Vire se montraient difficiles à l'égard de ceux qui voulaient marcher sur leurs brisées, comme on va le voir dans le chapitre suivant, mais leur exigence tombait entièrement, il faut bien le dire, lorsqu'il s'agissait de candidats qui ne voulaient s'établir que dans les bourgs environnants.

(1) Jacques Lecomte fut reçu maître en 1777 par la communauté de Rouen pour exercer à Condé-sur-Noireau En 1789 on trouve établis dans cette ville, Charles Dujardin et Pierre Lefevre, ce dernier demeurait rue du Pont.

Pour ceux là, tout était simplifié, on passait par dessus les certificats d'apprentissage et l'on se montrait d'autant plus coulant que l'on exigeait d'eux qu'ils se fournissent des préparations chez des maîtres en pharmacie, probablement virois. Les deux actes suivants, datés de 1745, en font foi :

« Je soussigné, Pierre Louvrier, sieur de la Perrie, reconnais n'avoir aucun brevet d'apprentissage en l'état de pharmacie et que la lettre de maîtrise qui m'est aujourd'hui délivrée par les sieurs Duchemin et Polinière, docteurs en médecine, et Dumont, apothicaire, n'est que pour me faire plaisir et parce que je ne ferey ma résidence qu'à deux lieues de distance de la ville de Vire. » (1).

« Je soussigné, Jean Laurence, reconnais que je ne suis reçu apothicaire que pour le bourg de Villedieu et paroisses qui en dépendent et que je renonce à exercer ledit état en la ville de Vire ».

De même, en 1777, François Tardif, après avoir exercé à Saint-Laurent-des-Moutiers, tenait depuis cinq ans une officine au bourg d'Aunay, sans être reçu maître. La communauté le recevait, pour le mettre en règle, « à charge par lui de représenter les factures des maîtres apothicaires qui lui auraient fourni ses médicaments composés, lors des visites faites chez lui ».

Dans les dernières années de son existence, les maîtres de Vire essayèrent de se soustraire à la présidence des examens par un médecin de la ville. Les docteurs, voyant qu'on s'était passé d'eux lors de l'examen d'Antoine Roussel en 1789, protestèrent vivement et le candidat dut subir un nouvel examen devant le Dr Polinière.

Mais, survint le décret de l'Assemblée nationale du 2 mars 1791, supprimant les corporations et proclamant la liberté du commerce. On ne s'y soumit pas vite dans notre province, car on trouve des procès-verbaux de réception à Vire jusqu'à la fin de l'année 1792 (2).

X

Un procès à Vire. — Les veuves exercent la pharmacie. — Un examen qui se passe en famille. — Un candidat qui ne connaît pas le latin. — Apothicaires caennais et virois aux prises. — Auguste Quévenne. — Il est nommé pharmacien des hôpitaux, — Le lacto-densimètre. — Ses travaux. Son portrait. — Une rectification.

La communauté des apothicaires de Vire fut mise en émoi, au XVIIIe siècle, par un procès qui montre bien que les anciennes corpo-

(1) Il s'établit à Saint-Germain-de-Tallevende

(2) Voici les armes de la corporation des apothicaires de Vire, d'après l'Armorial de d'Hozier (Bibliothèque nationale, manuscrit français, n° 32 213, page 704) : d'argent à une (sic) lozange de sinople parti de gueules à une pomme de pin d'or.

rations, malgré les services qu'elles pouvaient rendre, n'étaient pas sans engendrer quelques abus.

Un certain Georges Lemarié, de Domfront, reçu maître en pharmacie par la communauté des apothicaires de Caen, avait pris femme à Vire. Désirant s'établir dans cette ville, il avait, dans le but de prêter serment, présenté au lieutenant-général une requête qui fut par lui transmise aux apothicaires. Mais ces derniers, dans la crainte de voir surgir un concurrent, refusèrent de l'admettre sans un nouvel examen passé devant eux. Lemarié alors se décida à se fixer à Domfront, où il exerça pendant six ans « avec honneurs et applaudissements des médecins du lieu ».

En 1751, il renouvela sa demande, disant que « la délicatesse de santé de la demoiselle son épouse ne lui permettant pas de supporter l'air de Domfront, il se trouvait, par complaisance et par devoir tout à la fois, obligé de la ramener à Vire ». Ces raisons ne parurent pas toucher ses confreres virois et l'intolérance dont ils firent preuve n'est pas à leur honneur. Il y avait, à cette époque, dans la ville, quatre officines : la plus importante, située rue aux Fèvres, était tenue par Jean Dumont, apparenté aux premières familles de Vire ; une autre appartenait à Jean Duboscq, sieur de la Servicière; deux veuves de maîtres, les dames Quentin et Legallois, tenaient tant bien que mal les deux dernières.

Lemarié avait fait quatre ans et demi de stage, tant à Avranches chez Bucaille, qu'à Paris chez Charras, et comme élève des hôpitaux militaires, à Charleville et Mézières, en 1743. Enfin, il avait suivi les cours de chimie de Rouelle, au Jardin des Plantes de Paris (1). Les maîtres établis à Vire, jugèrent ce stage insuffisant comme durée. L'aspirant répondit à ces raisons en produisant un arrêt du Parlement de Rouen, qui réduisait à quatre années le stage exigible pour subir les examens de maître. Les apothicaires alors, arguèrent que les certificats présentés étaient défectueux et « mendiés », vu qu'ils étaient sous seing privé et non enregistrés en police ou dans les greffes des communautés, comme l'exigeait l'arrêt de 1705 sur les brevets d'apprentissage. Devant le tribunal de M. Jacques de Banville, lieutenant-général du baillage, un procès s'ensuivit, dont les débats nous édifient sur les petits côtés de la vie provinciale d'autrefois. Nous apprenons ainsi que les deux veuves exerçaient seules la pharmacie, sans le moindre employé, et cela malgré les statuts de la communauté.

(1) Voici le certificat qui lui fut delivre par notre illustre compatriote : « Ego, Guillelmus Franciscus Rouelle pharmacopius Parisiensis, in horto regio chimix demonstrator et Academiæ scientiarum socius, testor Georgius Lemarie Domfrontensi particulares meas lectiones chymicas et pharmaceuticas attente excepisse, Datum hac die februarii 12° anno Domino 1745, Rouelle »

Maître Porquet, avocat des apothicaires, répondit à la partie adverse qui dévoilait cette irrégularité — pouvant causer des erreurs appelées alors des *qui pro quo* — : « La veuve et l'orphelin sont sous la protection des lois ; d'ailleurs les veuves, ainsi que les apothicaires de Vire, sont en état de faire certifier par tout ce qu'il y a de plus notable dans le pays, qu'il n'est jamais arrivé aucun accident sur leur profession depuis plus de deux cents ans. » Vaines paroles d'avocat ; il eût été bien difficile, en effet, de remonter assez loin pour vérifier cette affirmation !

Jean Dubosq, l'un des apothicaires, n'était pas non plus en règle ; bien que reçu en 1747 et nommé depuis juge-consul, le lieutenant de police avait refusé de lui donner une autorisation écrite, à cause des offices créés par le roi dans les arts et métiers, disait il.

Restait Jean Dumont : celui-là était loin d'avoir fait l'apprentissage voulu, mais ses relations étroites avec la magistrature viroise lui avaient singulièrement facilité l'accès à la maîtrise. Il avait travaillé pendant un an la pharmacie, lorsqu'une dispense de stage lui fut accordée par M. de Chicoyneau, premier médecin du roi, lequel désigna deux apothicaires de Caen pour venir lui faire passer à Vire les examens de maître en pharmacie, attendu qu'il n'y avait alors, dans cette ville, que des veuves de maîtres tenant officine. Si l'on en croit l'avocat de Lemarié, l'épreuve avait été facile. L'un des examinateurs était son ancien patron et le médecin, chargé de présider, n'était autre que le Docteur Polinière (1), médecin des hôpitaux, dont Dumont devait, quelques jours plus tard, épouser la cousine germaine (2). Après la reconnaissance des produits faciles tels que le thym et la marjolaine, on se se serait contenté de déguster ensemble une tasse de thé, sucrée avec du sirop de capillaire, ces deux médicaments tenant lieu de chef-d'œuvre. Après quoi, on était allé proclamer solennellement le résultat à l'Hôtel-Dieu.

Devant le tribunal, Jean Dumont se montra fort à l'aise, étant allié avec Me Vivien, l'un des conseillers à la Cour. *Quid est Pharmacia ?* demanda-t-il en pleine audience à Lemarié, qui fut obligé de répondre qu'il ignorait le latin (3). Ensuite, ce dernier dut encore subir un

(1) Fils de Pierre Polinière (1671-1734), savant médecin et mathémicien. et de Marguerite Asselin, et père du baron de Polinière (1790-1857), médecin des hôpitaux de Lyon.

(2) « Jean Dumont », disait Me Porquet, « s'est trouvé dans une espèce favorable puisqu'il recherchait, lors de sa réception, l'alliance d'une fille d'apothicaire, qui était extrêmement au fait et dont les aïeux avaient exercé, depuis plus de 150 ans, la pharmacie avec honneur et connaissance, ce qui est de notoriété publique »

(3) A cette époque, ou parler latin constituait le plus clair du bagage médical, c'était un cas pendable d'ignorer cette langue Le célèbre Rouelle reçut du même coup des pierres dans son jardin de la part de l'avocat des apothicaires, qui lui décocha ce trait : « L'attestation du sieur Rouelle, de l'Académie des Sciences, ne lui fait guère d'honneur, puisque ce Monsieur, si elle est de lui, aurait fait un solécisme qu'un écolier de sixième ne ferait pas. »

interrogatoire de la part du cousin Polinière qui, le livre à la main, lui demanda la préparation du sel de Glauber. Lemarié affirme qu'il répondit « aux applaudissements du public et des connaisseurs. » Ce que voyant, M° Porquet dit qu'après tout la question n'était pas là, mais bien dans l'inexécution des arrêts et que « l'unique but de Lemarié étant de mettre tout en combustion dans la communauté des apothicaires » il était de l'intérêt de ceux-ci de l'écarter de leur corps.

Dans son mémoire à consulter, Lemarié avait écrit que son examen déjà passé devait lui suffire, Caen étant une cité où toutes les sciences fleurissaient et la seule ville de Normandie où il y eût une Université, un jardin botanique et des cours de démonstration des plantes. Aussi, les apothicaires de Vire devaient-ils reconnaître que ceux de Caen leur étaient supérieurs. Les virois piqués, répondirent que leurs confrères de Caen, en recevant Lemarié, leur avaient fait une vexation et qu'ils ne craignaient pas de se dire plus en règle qu'eux-mêmes, car les caennais n'étaient pas plus habiles qu'eux, parce qu'il y avait une Université dans leur ville, la pharmacie n'ayant aucun rapport avec l'Université. Lemarié (1) invoquait d'autres raisons : il est important, disait il, qu'il y ait beaucoup d'apothicaires dans une ville, cela dans l'intérêt du public, car il sera beaucoup mieux servi et le sieur Dumont ne peut prétendre constituer à lui seul une communauté. Enfin, il offrait de subir l'examen devant les maîtres de Vire.

Les juges n'étaient pas d'accord : le lieutenant général, président, était favorable à Lemarié, mais les assesseurs étaient d'un avis contraire. Il y eut contestation entre eux pendant et après le jugement. Enfin, la sentence fut rendue, elle était ainsi conçue : « Nous avons débouté le sieur Lemarié de sa requête, avec dépens et de notre office, contre l'avis de l'assistance, lui avons accordé acte de son obéissance à subir l'examen. » Lemarié porta appel de ce jugement devant le Parlement de Rouen. Cela hâta la conclusion, car quelques jours après, Dumont, assisté d'un médecin, recevait Lemarié apothicaire, sans qu'il fût question, dans le procès-verbal, d'interrogations, ni de chef-d'œuvre et le même jour, les adversaires de la veille rédigeaient ensemble l'acte suivant, conservé dans les archives de la corporation : « Nous, maîtres apothicaires de Vire et le sieur Lemarié, agrégé à notre communauté, nous nous tenons mutuellement quittes des frais que chacun de nous a pu faire sur le procès dont la Cour est saisie. » Ils finissaient ainsi par où ils auraient dû commencer.

(1) Il fut défendu par un avocat de talent, originaire de Vire, J.-B. Flaust (1711-1783), auteur de plusieurs ouvrages de droit.

L'arrondissement de Vire peut être fier d'avoir fourni, au siècle dernier, un des savants qui ont le plus honoré notre profession. Auguste Quévenne naquit en 1806, à Foulognes, canton de Caumont, d'une famille de cultivateurs. Ayant perdu de bonne heure ses parents, il fut élevé par son oncle, curé de Saint-Pierre-Azif, et par une sœur aînée.

Dans quelques pages émues, racontant ses premières années, Quévenne a évoqué avec attendrissement le souvenir de celle qui lui servit de mère. Rien de plus touchant que ce petit tableau de la vie de nos campagnes d'autrefois. L'éducation qu'il reçut dans ce coin du Bessin devait faire de lui, ce qu'il fut toujours, un homme de devoir. Après avoir fait son apprentissage chez M. Taillefer, à Pont-l'Evêque, il arriva vers 1825 à Paris, ayant, comme il l'a dit « beaucoup d'espérances et peu d'argent ». Il fut d'abord élève à la pharmacie Hernandez, puis dans la droguerie Marchand et, quatre ans après son arrivée, il était reçu, au concours, interne des hôpitaux.

En 1834, au cours d'un voyage en Normandie, où il était venu réaliser une partie de son patrimoine, afin d'acquérir une pharmacie, il éprouva les premiers symptômes du mal qui devait plus tard le terrasser. Malgré ses souffrances, il prit part au concours de pharmacien des hôpitaux et fut nommé à l'unanimité des suffrages. Hélas ! quinze jours plus tard, âgé seulement de vingt-huit ans, il était atteint de paralysie de tout le côté droit. Rétabli, il entra en fonctions à l'hôpital du Midi et échangea ce poste deux ans après contre celui de pharmacien de la Charité. Au bout de quelques années, sa santé redevint précaire et le reste de sa vie s'écoula dans la souffrance. Aussi, convient-il d'admirer, sans réserve, le courage qu'il dut déployer pendant les vingt années qu'il resta pharmacien de l'hôpital de la Charité. Ses maux continuels ne l'empêchèrent pas d'accomplir des travaux du plus grand mérite.

Ce fut d'abord, en 1836, une thèse présentée à l'Ecole de pharmacie sur l'*Examen chimique de la racine de Polygala*. Il réussit à isoler à l'état de pureté les deux acides caractéristiques de ce végétal : l'acide polygalique et l'acide virginique. Plus tard, il fit paraître des travaux *sur les dépôts des urines* et, en 1838, de remarquables *Observations sur l'Etude chimique et microscopique des ferments*, travail rempli d'observations nouvelles.

Son attention fut ensuite portée sur un sujet bien digne d'intérêt pour la pratique hospitalière : les falsifications du lait. Toute sa vie, il en poursuivit l'étude dont le résultat fut l'invention du *lacto densimètre* qui porte son nom. A la suite de ses belles recherches, l'administration des hôpitaux se proposait de lui faire décerner un honneur que chacun envie, dit son biographe Bouchardat, mais il préféra le don d'une balance de précision dont il avait besoin pour ses travaux.

Nous arrivons maintenant aux ouvrages principaux de Quévenne. La Société de pharmacie avait proposé un prix pour celui qui parviendrait à isoler le *principe de la digitale.* Beaucoup de chimistes avaient essayé en vain jusque-là de l'obtenir, il était réservé à notre compatriote et à son collaborateur Homolle d'obtenir ce brillant résultat. Le rapporteur de la commission de l'Académie de médecine ne manqua pas de louer le courage avec lequel Quévenne avait exécuté sur lui même, au péril de ses jours, les expériences qui devaient le conduire à cette utile découverte.

Nous retrouvons la même persévérance dans les recherches qu'il entreprit avec Miquelard sur l'*action physiologique et thérapeutique des ferrugineux.* C'est grâce à elles que le *fer réduit par l'hydrogène* est entré dans la thérapeutique. Bouchardat nous la montre dans son laboratoire de la Charité « levé dès quatre heures du matin pour expérimenter sur ses chiens à fistule, recueillant, à chaque heure du jour jusqu'au soir, la montre à la main, les médicaments ferrugineux transformés et faisant sur ce sujet plus de deux mille expériences ».

Le même auteur, qui fut son intime ami, nous le dépeint ainsi : « Quévenne avait la figure pâle, amaigrie, l'air sérieux et sévère, au premier abord, mais on y découvrait bien vite, à l'expression des yeux, la plus exquise bonté. Naturellement timide, peu démonstratif, il était doux et affectueux et d'une grande bonté envers les malades de l'hôpital ».

Il fut assez heureux pour assurer — avant sa mort, arrivée en 1856, — l'avenir de ses neveux, continuant ainsi les traditions de famille qu'il avait puisées jadis à son foyer bas-normand (1).

P. J.-F. Turpin (1775-1840) né à Vire, célèbre botaniste, membre de l'Académie des Sciences, est souvent indiqué comme ayant appartenu à notre profession ; la vérité doit être rétablie ainsi. Engagé volontaire dans le bataillon du Calvados, Turpin dut à son talent d'être, au cours de l'expédition de Saint Domingue, attaché à l'état-major en qualité de dessinateur. Le général Leclerc, pour lui assurer un avenir, le fit nommer sous lieutenant de cavalerie, poste qu'il ne remplit jamais. Après la mort de son bienfaiteur, il obtint, grâce à la protection du médecin en chef de l'expédition, d'être créé pharmacien de seconde classe, « mais sans être obligé d'en remplir les fonctions »,

(1) Sa mémoire a été vite oubliée, car cinquante ans après sa mort, on ignore son nom dans le village qui l'a vu naître. Des recherches de divers côtes n'ont pu me faire retrouver son portrait et Mᵐᵉ Oursel ne fait même pas mention du nom de Quévenne dans sa *Nouvelle Biographie Normande.*

dit dans sa biographie, son ancien compagnon d'armes, Poiteau (1).
Il fut donc pharmacien — comme il fut officier de cavalerie, — simplement sur les contrôles de l'armée ; aussi, la pharmacie ne peut-
elle le revendiquer comme l'un des siens (2).

XI

Les apothicaires de Falaise. — Leurs statuts. — Drogues des charlatans.
— Vente des poisons. — Bonne confraternité. — Réception des maîtres.
— Inspection des officines. — Pharmaciens des paroisses voisines. —
Jerôme Lepetit. — La foire de Guibray. — Antoine de Montchrétien. —
Un onguent merveilleux.

Si, de Vire, nous passons à Falaise, nous voyons les apothicaires
en possession, depuis l'an 1637, de statuts qui leur avaient été délivrés
par le premier médecin du roi, Charles Bouvart (3). Ce règlement,
dont l'original se trouve aux Archives du Calvados, fut signé par les
sept maîtres en la profession, établis alors dans la ville : Jean Hauton,
Isaac de Lallor, Jacques Belot, François Le Paux, Jacques Filleul,
Jacques Hauton et Guillaume Pierine.

Dans ces statuts, comprenant dix-huit articles, il était enjoint à
tous les maîtres de saisir les drogues offertes par les « charlatans et
gens sans aveu », d'assigner ceux-ci devant la justice pour ordonner
« ycelles estre bruslées comme choses qui ne tendent qu'au détriment du public. » Lors de l'apparition de ce règlement, les chirurgiens et barbiers des environs avaient été prévenus de « ne se mesler
en aucune façon d'exercer l'art d'apothicaire ». De même, il était
interdit aux regratiers, revendeurs et épiciers, de vendre ce qui était
du ressort de la pharmacie, comme la thériaque, le mithridate et les
divers onguents. En cas de saisie, si les drogues étaient bonnes, elles
devaient être données aux hôpitaux et si elles étaient mauvaises
« ycelles bruslées et mises au néant ».

(1) Annales de la Société d'horticulture de Paris, 1840.
(2) Pour être exact, je dois signaler ici Antoine Larocque, qui fut membre correspondant de la Société de pharmacie et établi à Balleroy, où il était né en 1817.
Le jour viendra-t-il où, nouvel Icare, l'homme pourra s'élancer dans l'espace et rivaliser
de vitesse avec les oiseaux ? Si ce beau rêve se réalise et qu'un historiographe enregistre
les étapes de la découverte, on verra non sans étonnement, figurer parmi ceux qui ont étudié
ce problème, un pharmacien de Vire, Pierre-Emmanuel Latouche, qui fit paraître en 1847
une brochure de quatre pages intitulée : Notice sur l'Aero-nef ou aérostat effilé a hélice
centrale appliquée au parcours aerien, avec cette dédicace . A mes compatriotes. Il ne
traita la question de la navigation aerienne probablement que sur le papier, mais c'est
égal, un pharmacien aéronaute, quel paradoxe !
(3) « Charles Bouvart, medecin energique et la providence des apothicaires, car en un
an il fit administrer a l'infortune Louis XII 215 purgations, 212 lavements et 47 saignees. »
Francklin — La vie privée d'autrefois.)

La vente des poisons était sévèrement réglementée, il ne pouvait
en être délivré à quiconque, sans qu'il ne fût certifié par l'acheteur,
— devant des témoins irréprochables, — à quel usage ces substances
devaient servir et cette vente devait être inscrite sur le livre
journal (1). La veuve d'un maître pouvait continuer à faire valoir son
officine, pendant sa viduité, par un serviteur capable, ayant prêté serment devant les gardes de la communauté. Il était interdit aux apothicaires de prendre un employé, venant de chez l'un de leurs confrères,
sans le consentement de son ancien patron, à moins qu'il n'eût quitté
la ville depuis un an. Toute infraction à cet article était punie d'une
amende d'un marc d'argent, en faveur des pauvres de l'hôpital.

Voyons enfin quelles étaient les formalités à remplir pour devenir
apothicaire. Après trois années d'apprentissage, le postulant devait
encore servir les maîtres pendant cinq ans ; ce long stage terminé, il
faisait choix de l'un des maîtres de la ville pour lui servir de *parrain*
et de *conducteur*. Ensemble, ils visitaient tous les autres apothicaires,
pour faire connaissance. Le jour fixé, un mois après au plus tard,
l'examen avait lieu — chez un des gardes ordinairement — et tous les
maîtres devaient s'y trouver. Ceux qui manquaient à cette réunion,
sans excuse légitime, devaient verser soixante sous d'amende « applicable à la boîte de la confrérie. » (2)

On commençait par vérifier les certificats d'apprentissage et leurs
quittances, ainsi que les attestations « de bonne vie, mœurs et conver
sation, afin de n'admettre aucune personne en une charge si importante, qu'elle n'en fût jugée digne par son expérience et sa probité »
ensuite on procédait à l'examen. Le plus ancien interrogeait d'abord le
candidat, puis les autres successivement, selon l'ordre de leur réception ; le parrain seul assistait, sans pouvoir examiner, pour éviter tout
soupçon de fraude.

Cette épreuve durait deux jours, le plus ancien des médecins de la
ville y assistait et pouvait interroger si bon lui semblait. Le conducteur avait le devoir d'empêcher les maîtres de faire des interrogations
étrangères au sujet. Pour le chef-d'œuvre, il convenait avec les
membres du jury de deux remèdes seulement, l'un interne, l'autre

(1) « Sil est question de bailler des poisons, l'apothicaire devra s'informer curieusement
de ce qu'on en veut faire. Nous en avons un exemple dans Homère, d'un apothicaire
nommé Ilus, lequel refusa a Ulysse du venin, craignant qu'il n'en voulût abuser, encore
qu'il n'en demandât que pour infecter des flèches. (François Ranchin. *Œuvres pharmaceutiques*) »

(2) Ces deux mots feraient croire que la corporation était doublée d'une confrérie, mais
je dois ajouter qu'aucun autre document n'est venu confirmer cette supposition On sait
que ces institutions religieuses, en usage alors pour tous les corps de métier, obligeaient
les membres a assister a un office, le jour de la fête de leur patron et à verser une certaine
somme pour des messes de fondation. La fête annuelle se terminait ordinairement par un
repas. Dans les processions, les membres se groupaient autour de leur bannière.

externe, pris dans Mesuë ou dans Nicolas (1) ; ι aspirant devait les
confectionner et disserter sur toutes les drogues qu'il y avait fait
entrer. Comme dans les autres corps de métiers, l'examen était
moins rigoureux pour les fils de maîtres, il ne durait qu'un jour au
lieu de deux. Les apirants devaient être âgés d'au moins 25 ans ; une
fois reçus, ils étaient présentés par les gardes au magistrat devant
lequel ils devaient prêter serment, puis ils avaient à verser cinquante
livres « pour les nécessités de la communauté et pour assister les
pauvres passants du dict art ».

Chaque année, un ou deux gardes étaient nommés (2) parmi les
maîtres, ils avaient pour mission de visiter avec un médecin les
officines de la ville et des environs. Ils faisaient jurer aux apothicaires
« qu'ils ne cachaient ou gardaient aucunes drogues vieilles et cor-
rompues ou delfendues, ou qu'ils n'en fournissaient aucune aux
malades sans l'ordonnance d'un médecin, fors qu'en une extrême
nécessité, lorsque le médecin ne se pouvait trouver ». Cette visite
était gratuite de la part du docteur, les gardes apothicaires eux,
recevaient cinq sols par maison dans la ville. Dans les bourgades, les
apothicaires visités n'avaient qu'à payer la dépense des jurés et du
médecin. Une liste des produits conservés dans chaque boutique
devait être tenue à la disposition des docteurs du pays.

Les examens ne paraissent pas avoir été rigoureux ; ainsi, en 1772,
on imposait comme chef-d'œuvre à deux candidats qui se présen-
taient le même jour, à l'un du sel de seignette (3) et de l'emplâtre
vésicatoire et à l'autre du sel de seignette seul, en sa qualité de fils
de maître. Comme les deux candidats se trouvaient ensemble, il est
permis de croire qu'ils ne firent qu'un seul fourneau et ne travail-
lèrent pas outre mesure.

Les statuts donnaient aux membres de la corporation le pouvoir de
recevoir maîtres ceux qui voulaient s'établir apothicaires « dans
plusieurs lieux adjacents », disaient-ils dans une requête adressée à
l'administration, pour protester contre un sieur Lemarchand qui
voulait s'y soustraire en 1783. Je ne sais quelle était l'étendue de
cette circonscription, car le registre de la communauté n'indique,
pendant les trente dernières années de son existence, outre les
maîtres reçus pour Falaise, que deux autres établis à Saint-Pierre-

(1) Mesue, medecin arabe du IX⁰ siecle, Nicolas Myressus d'Alexandrie, le dernier des
ecrivains arabes Les Pharmacopees ou Antidotaires de ces deux auteurs servirent de
Codex jusqu'au XVII⁰ siecle

(2) Dans la suite, ils ne furent plus nommes que tous les trois ans.

(3) Le tartrate de potasse et de soude avait ete découvert par un apothicaire de la
Rochelle, nomme Pierre Seignette, mort en 1719, qui lui avait donne son nom.

sur-Dives (1) en 1786, les sieurs Morin, de Caen et Charles Gallet, de
Vieux-Pont.

On voit dans un registre des actes compris entre les années 1772 et
1789, que certaines modifications avaient été apportées aux statuts.
Le chef-d'œuvre se composait de trois produits au lieu de deux et il
en coûtait plus de 500 livres pour être reçu apothicaire, ce qui donna
lieu à un procès, en 1785, entre un nouveau maître et les membres de
la communauté. Un certain Piel des Ruisseaux, après avoir été refusé
trois fois par le jury, fut enfin admis à la maîtrise « par pitié pour ses
enfants » écrivait l'un de ses examinateurs. Les restrictions portées au
procès-verbal indiqueraient qu'il n'était reçu qu'à la condition de
rester gérant d'un confrère, probablement retenu par la maladie :
« L'admettons à la maîtrise et consentons qu'il exerce comme il
exerce depuis 18 mois au nom de M. Cappelle, en se conformant
toutefois aux ordonnances, étudiant et veillant avec assiduité et prudence, pour se rendre de plus en plus capable d'exercer et remplir les
devoirs de sa profession à la satisfaction du public. » Une fois son
brevet de maître obtenu, Desruisseaux, sans la moindre reconnaissance pour le bienveillant jury qui l'avait reçu, n'eut rien de plus
pressé que de plaider, pour obtenir restitution des honoraires perçus
par la communauté. Il perdit sa cause et une sentence de police le
condamna aux dépens ; il dut en outre fournir 50 livres au coffre,
comme le voulaient les statuts, mais les maîtres apothicaires « par
considération pour les personnes qui avaient bien voulu se mêler de
cette affaire » lui firent remise de cette somme (2).

Les apothicaires de Falaise furent toujours peu nombreux, en 1772,
la corporation ne comprenait que trois membres, Jean-François
Brousse, Claude Coffin et le sieur Le Sassier (3). Deux autres officines
devaient être tenues par des veuves de maîtres, car la même année
deux nouveaux membres étaient reçus : François Cappelle, succédant
à son père, et Jérôme Lepetit, sieur de Saint-Laurent.

(1) Dans le recueil de la collection Mancel, dont j'ai parlé plus haut, figure la thèse de
Jean-Marie Gabrie, né en 1572, à Saint-Pierre-sur-Dives. Après avoir fait son apprentissage
à Rouen, chez le Danois l'aîné, ancien recteur de l'Académie des Sciences, Arts et Belles-
Lettres de cette ville, il avait suivi des cours de chimie à Paris, il fut reçu à Caen, en 1778
Je crois que l'un de ses descendants a exercé la pharmacie à Saint-Pierre-sur-Dives, au
siècle dernier.

(2) D'une lettre écrite par le sieur de Saint-Laurent, garde, aux apothicaires de Caen,
pour se documenter et dans laquelle il traite son nouveau confrère de « membre gangréné
de la corporation » il ressort qu'à cette époque on exigeait à Falaise des candidats admis
à la maîtrise 480 livres, plus 48 livres pour le médecin.

(3) L'un des membres de cette famille rendit un grand service à la ville de Falaise On
sait que Henri IV, pour punir les habitants de la résistance qu'ils avaient opposée, avait
supprimé la foire de Guibray. Ce ne fut que sur la requête de Nicolas Le Sassier, qui avait
servi sous sa bannière avec ses trois fils, que le roi la rétablit. Ce bon citoyen mourut en
1597, il repose dans l'église de Guibray.

5

Ce dernier appartenait à une ancienne famille bourgeoise de Falaise. Son père jouissait de deux mille livres de rentes, ce qui constituait une petite fortune à cette époque. Après sa seconde, il était allé étudier la chimie à Paris aux cours de Macquer, puis, son apprentissage terminé, était venu s'établir à Falaise. Son fonds de pharmacie valait 18 à 20.000 livres ; chaque année, il renouvelait ses drogues et *brûlait*, dit on, les anciennes.

Il avait des connaissances étendues et était bon observateur. En 1785, il était venu aux environs d'Argences étudier les amas de tourbe susceptible, d'après lui, de rendre de grands services aux bouilleurs de cru, dans une région où l'on comptait plus de deux cents chaudières à eau de-vie, dans un rayon de deux lieues. Il étendit ses recherches aux paroisses de Fontenay, Littry, la Ferrière et Saint-Loup-de-Fribois. Le subdélégué de Falaise, dans un mémoire adressé à l'intendant de la généralité, le représentait comme un homme appelé à rendre de grands services à la contrée.

Le directeur des travaux pour les recherches de charbon dans l'élection de Caen, vint, en conséquence, étudier avec lui le sol de Falaise et des environs et conclut à la présence probable du charbon. Une société financière se forma alors et exécuta des fouilles près du champ de foire, au lieu appelé aujourd'hui *la mine.* On creusa jusqu'à près de 230 mètres, mais, faute de capitaux, l'entreprise ne put être achevée. Survint la Révolution, qui mit fin à cette intéressante tentative qui n'a pas été reprise depuis (1).

La foire de Guibray, autrefois si renommée, attirait à Falaise, on le sait, de nombreux commerçants. Des transactions importantes y avaient lieu ; ainsi, en 1704, quatre marchands apothicaires et droguistes de Caen y avaient apporté pour 10.000 livres de marchandises de leur état ; il en vendirent, d'après leur déclaration, la moitié, soit une somme équivalant à 20.000 francs de notre monnaie actuelle. Parmi les médicaments qui s'y débitaient couramment, on cite en premier lieu la thériaque de Montpellier, bien souvent falsifiée (2).

Un service d'inspection des drogues était organisé... et fonctionnait. Ainsi, en 1737, l'inspecteur de la Barre, apothicaire à Alençon,

(1) A MÉRIEL. — *Etrennes mignonnes.*

(2) D'après Pomet, epicier-droguiste, qui écrivait en 1692, la thériaque de Montpellier revenait à celui qui l'avait confectionnée à quarante sols la livre Or, on en vendait a Paris à seize et dix-huit sols et dans les foires a huit et dix sols la livre. Le même auteur traite de moutardiers les tristes « fabriqueurs » de thériaque ainsi denaturee. « Ceux qui la vendent a si bas prix dit-il, ne laissent pas d'y faire un très gros profit, en ce que ce n'est que du miel jaune fondu, dans lequel ils ont incorpore quantite de mechantes racines pourries, gâtees, vermoulues , et pour les mieux vendre, on couvre les pots, qui sont de fayence, d un papier sur lequel sont peintes deux viperes qui forment un cercle couronné de fleurs de lys qui enferme ce titre . *Thériaque fine de Venise,* quoy qu'elle soit faite a Orleans ou a Paris ».

demandait la confiscation du quinquina d'un sieur Cortuel, marchand épicier, comme mauvais et nuisible à la santé. En 1747, le jury chargé de visiter les drogues sur la foire, comprenait le sieur Deschamps, apothicaire, et un de ses collègues. En 1784, le sieur de Saint-Laurent recevait de l'Intendant d'Alençon une commission pour exercer pendant la foire. En 1786, le syndic de la communauté pendant la foire de Guibray était le sieur Le Sassier (1).

Le siège de la corporation des apothicaires de Falaise était le couvent des Pères Cordeliers, établissement situé entre la rue de Caen et celle des Cordeliers, et dont une ancienne arcade extérieure constitue la dernière trace. Cette indication nous est fournie par le procès verbal, en 1783, de l'examen de Michel Foulon, de Granchamps, devant les pharmaciens plus haut cités, en y ajoutant un nouveau confrère, le sieur Lapierre, et sous la présidence du médecin du roi (2).

Au XVIIe siècle, de nombreuses familles falaisiennes appartenaient à la religion réformée. Dans un acte de 1664, on voit figurer Louis-Jacques Fourneaux, apothicaire. Sa fille, Elisabeth, nièce de Jacques du Merle, écuyer, sieur de Grandchamp, capitaine d'une compagnie de gens d'armes de la garde du roi, épousa en 1667, Michel Sinard, fils d'un apothicaire de Condé-sur-Noireau (3).

Un apothicaire de Falaise, nommé Mauchrétien, qui vivait au XVIe siècle, eut un fils poète et capitaine, né en 1575, qui, après s'être expatrié, se fit protestant. L'assemblée de la Rochelle l'ayant chargé d'organiser la défense en Normandie, il avait déjà réuni dans ce but 5 à 6.000 hommes, lorsqu'il fut surpris dans une auberge au bourg des Tourailles, à cinq lieues de Falaise, le 7 octobre 1621. Après une défense énergique, il tomba sous les coups du seigneur du lieu, Claude Turgot. Il avait modifié son nom et se faisait appeler Antoine de Montchrétien, sieur de Vasteville. Sous ce nom, il avait publié plusieurs tragédies qui ne sont pas sans mérite, des poésies et un *Traité d'économie politique*. Son portrait figure en tête de la première édition de ses œuvres.

Au XVIIIe siècle, certains hôpitaux, fondés par la foi religieuse, avaient disparu, et les malades n'étaient plus soignés comme par le passé. Beaucoup de paysans mouraient sans secours médicaux et sans remèdes, l'Etat dut intervenir.

Une lettre de l'Intendant de Caen, de 1746 (4), accusait réception

---

(1) A Mériel. — *Histoire de Falaise :* La Foire de Guibray.

(2) Jusqu'en 1783, M. Fourneaux, docteur-medecin et conseiller du roi. A partir de 1783, le Dr Bourget, Cer du roi et intendant des eaux de Bagnoles.

(3) A. Mériel — *Histoire de Falaise*

4 *Archives du Calvados :* C. 6326.

d'une caisse de douze boîtes de remèdes d'Helvétius, envoyées comme les années précédentes. Une treizième contenait des remèdes destinés aux maladies *extraordinaires* que l'Intendant seul devait distribuer. Il remerciait particulièrement Helvétius (1) d'une livre de quinquina que ce dernier avait fait mettre à sa disposition, promettant d'apporter une attention particulière à l'usage qui en serait fait « persuadé qu'étant choisi, il était de meilleure qualité que celui qu'on trouvait dans les provinces ». Ces médicaments, destinés aux pauvres des campagnes, étaient étiquetés et accompagnés de notices indiquant la manière de s'en servir ; l'Intendant les adressait aux curés, aux châtelains et aux sœurs de charité (2).

Chacun se croit apte à guérir son prochain, ce travers est bien commun, aussi parmi les ecclésiastiques, s'en trouva-t-il — comme on en voit encore de nos jours — qui poussèrent trop loin l'exercice de la médecine. Certains même voulurent faire profiter le public de leurs expériences. En 1785, le curé de Saint Marc-d'Ouilly écrivait à l'Intendant pour lui signaler les vertus extraordinaires d'un certain *Onguent du Bec*, que l'on distribuait à l'abbaye du Bec-Hellouin et à celle de Saint-Etienne de Caen. « Ce produit, disait-il, est merveilleux pour les maladies vermineuses, une des principales causes de la dépopulation des campagnes, et dont neuf enfants au-dessous de cinq ans sont morts l'année dernière dans ma paroisse. Or, cet onguent appliqué sur la région ombilicale, fait rendre une infinité de vers, *tant par dessus que par dessous* »..

Comme il demandait qu'on en envoyât à tous ses confrères ruraux, 'Intendant s'adressa au Dr Desmoueux pour avoir son opinion à ce sujet. Celui-ci répondit que le pot de dix onces coûtant trois livres, le traitement serait bien onéreux, d'autant plus qu'il ne possédait pas les vertus qu'on lui prêtait, aussi conseillait-il de s'en tenir aux remèdes en usage en pareil cas.

Nos vieux confrères de Falaise n'eurent donc pas à souffrir de cette concurrence. Du reste, ils devaient bientôt disparaître, en tant que corporation, car le dernier acte de leur communauté est daté du 25 juillet 1789, c'est la nomination, par les cinq pharmaciens, du sieur de Saint-Laurent qui devait les représenter dans le Comité de la ville.

(1) Helvetius (1685-1755), médecin du roi, premier médecin de la reine.
(2) Voir à ce sujet . *Le Village sous l'Ancien Régime*, par A. Babeau.

XII

Les apothicaires de Lisieux. — Un contrat d'apprentissage. — Etienne
Morin. — Les apothicaires d'Orbec. — Les apothicaires de Pont-l'Évêque. — Nicolas Vauquelin. — Son enfance. — Son amitié avec Fourcroy. — Il devient membre de l'Académie des Sciences. — Ses travaux.

Si les statuts des corporations dont il a été question jusqu'ici nous
ont été conservés, il n'en a pas été de même de ceux des communautés de Lisieux, d'Orbec et de Pont-l'Évôque. J'ai fait des recherches
aussi consciencieuses que possible dans les divers dépôts publics où
je pouvais les rencontrer, elles sont restées sans résultat.

Sur les apothicaires de Lisieux, je ne puis donner que quelques
renseignements, d'après l'*Histoire de l'Évêché-Comté de Lisieux* par M. de
Formeville. Les chandeliers de la ville formaient une corporation
importante ; depuis 1489. ils étaient en jurande et avaient leurs statuts particuliers. Mais, comme ils s'étaient permis de vendre des
drogues et de prendre la qualité de droguistes, les apothicaires s'ému-
rent de cette prétention et, « dans l'intérêt sans doute de la santé
publique », ils obtinrent du Lieutenant du premier médecin du roi à
Lisieux, le 26 octobre 1658, des statuts qui furent approuvés par une
déclaration du roi en 1661. Leurs privilèges furent maintenus par
une déclaration du roi du 22 octobre 1691. Jusque là, ils s'étaient
réglés sur les statuts des apothicaires de Rouen, nommant leurs gardes
et faisant entre eux la police de leur profession. Ils devaient certaine-
ment subir des examens car, au XVIe siècle, rien que pour être reçu
épicier à Lisieux, il fallait faire des « expériences » devant quatre
médecins, quatre épiciers et deux commissaires.de la Cour, députés
pour être témoins.

Les apothicaires figurent à la taille de 1717, mais non sur la liste
des 23 corporations reconnues par l'Édit du 1er avril 1779, car ils
étaient considérés comme exerçant un art et non un métier. Ils
avaient des armoiries depuis 1700, qui leur avaient été accordées par
Charles d'Hozier, garde de l'Armorial général : d'argent à deux spa-
tules de sable passées en sautoir, accompagnées de quatre boîtes couvertes du même (1).

A défaut d'autre pièce plus intéressante, je citerai un contrat
d'apprentissage chez un des maîtres de la ville : « Le 19 octobre 1789,
par devant nous, notaire royal à Argences, est comparu le sieur
Pierre Moutier, maître apothicaire-chimiste à Lisieux, y demeurant

(1) Bibliothèque nationale. Manuscrits francais, n° 32.212, p. 857.

paroisse Saint-Germain, lequel s'est, par le présent, obligé envers Jean-Baptiste Hue, fils mineur de défunt Charles Hue, maître apothicaire à Argences, de lui apprendre l'art et profession d'apothicaire-chimiste en circonstances et dépendances *tant et autant que l'esprit et capacité de l'apprentif en pourront comprendre*, sans lui rien cacher ni déguiser pendant quatre années consécutives, pendant lequel temps le dit sieur Moutier s'oblige de nourrir, loger, éclairer, chauffer et gouverner ledit apprenti ainsi qu'il est d'usage au moyen et parce que son tuteur s'est obligé de lui payer la somme de 900 livres » (1).

L'arrondissement de Lisieux a donné le jour à un savant confrère dont le nom fut mêlé à tous les grands procès Rouennais pour lesquels on dut souvent faire appel à sa science de chimiste. Voici la notice faite sur lui par M. Infray, à l'occasion du centenaire de la Société de pharmacie de Rouen : « Bon Etienne Morin, né à Livarot le 6 février 1796, fut à Paris le préparateur d'Orfila et ouvrit à Rouen, au commencement de la Restauration, place du Baillage, une officine aujourd'hui disparue. Dès les années 1822-1825, il faisait connaître ses recherches chimiques sur la racine de fougère mâle, sur la racine de pivoine et le charbon bénît (2). En 1822, il publiait l'analyse. très détaillée, d'un calcul et, en 1830, nous donnait la composition du sang des poissons.

« Ses travaux lui avaient, depuis cinq ans, ouvert les portes de l'Académie de Rouen, lorsqu'il fut chargé d'une expertise dans une affaire d'empoisonnement portée devant la Cour d'Assises. « Au cours de cette expertise, M. Morin, déclare un de ses collègues; a apporté dans les recherches soumises à son investigation une rectitude d'idées et une sagacité vraiment supérieures ».

« Dès l'apparition de l'appareil de Marsh, il adressa à la Société un rapport très détaillé, et en fit la démonstration devant ses confrères (3). Précurseur des ligues antialcooliques, il signala dès 1850, la toxicité et les ravages de l'alcool ; enfin, en 1854. il publia quelques notes pour servir à l'histoire du sang.

« Directeur de l'École préparatoire à l'enseignement des sciences et des lettres (4), professeur de chimie médicale à l'École de médecine et de pharmacie, il mourut à Rouen le 25 septembre 1882, laissant

---

(1) La corporation des apothicaires de Rouen admit a la maîtrise, pour exercer à Lisieux, en 1768 Louis Lefevre et en 1770 Noel Gilles de Lagomiere.

(2) Le tome VIII° du Journal de pharmacie contient divers travaux de Morin, lus à la Société de medecine de Rouen en 1821 et 1822 : Recherches analytiques sur l'ecorce de simarouba — Examen chimique de l'eperlan. — Note sur trois matières fournies par une tumeur cancereuse du sein — Essai analytique sur les fruits de l'arequier.

(3) C'est sous sa presidence, en 1842, que Boutigny d'Évreux vint faire devant ses collegues de la Societe ses celebres experiences sur l'etat spheroidal de l'eau.

(4) Il avait succede dans ce poste au celebre Girardin.

parmi ses élèves le souvenir d'un examinateur parfois sévère et un peu caustique, mais aussi celui d'un éminent toxicologiste. »

J'ai le regret de ne pouvoir compter au nombre de nos compatriotes, une notoriété professionnelle, André Laugier (1770-1832), qui fut professeur de chimie au Museum, membre de l'Académie de médecine et directeur de l'École de pharmacie de Paris. Lebreton, dans ses *Biographies Normandes*, et Mme Oursel, dans sa *Nouvelle Biographie Normande*, ont commis l'erreur de faire naître Laugier à Lisieux. Or, dans son éloge, Robiquet, qui fut son ami intime, nous apprend qu'il naquit à Paris, où son père était trésorier des Quinze-Vingts. Ce fait est confirmé par le procès-verbal de la réception de Laugier, en qualité de maître en pharmacie, qui m'a été obligeamment communiqué par M. le Dr Dorveaux, bibliothécaire de l'École de pharmacie. Les auteurs cités plus haut ont confondu le Collège de Lisieux *de Paris*, où Laugier fit ses études, avec celui de la ville de ce nom et en ont conclu qu'il était né en Normandie.

La petite ville d'Orbec possédait aussi une corporation d'apothicaires, dont les statuts ont été perdus ou détruits. Elle avait reçu des armoiries qui étaient : d'or à deux boîtes couvertes de gueules (1). M. Lacour (2) dit que les apothicaires, les chirurgiens et les droguistes formaient un seul corps et que lors de la répartition des impôts, en 1719, les apothicaires d'Orbec furent taxés à 30 livres, comme les médecins, alors que les chirurgiens et les droguistes étaient imposés à 20 livres seulement.

Dans sa *Statistique monumentale du Calvados*, M. de Caumont a figuré une enseigne que l'on voit à Orbec, dans la grande rue, sur un des poteaux d'une ancienne maison de bois, portant la date de 1568. L'apothicaire y est représenté en train de piler ses drogues dans un mortier.

Voici les noms de quelques-uns des apothicaires de la ville : Pierre Du Beurrier, qui, de 1558 à 1681, fut directeur de la confrérie de la Miséricorde ; Jean Le Couturier, vivant en 1728 ; François Isaïe Le Bugle, en 1788. Le registre de la corporation des apothicaires de Rouen indique comme reçus, devant elle, maîtres en pharmacie, *pour exercer à Orbec*, Charles Pilet en 1758, et Marin-Jean-Baptiste Perier en 1775.

Les maîtres de la ville n'inspiraient probablement pas une entière confiance aux administrateurs de l'hospice d'Orbec, car on voit qu'en 1747, ceux-ci faisaient venir, de l'officine d'un apothicaire de Rouen, le sieur Delaisement. quatre onces de thériaque, qu'ils payaient

(1) Bibliothèque nationale, Manuscrits rançais, n° 32 212, page 1097.
(2) E. Lacour. — *Notice historique sur Orbec*, 1867.

deux livres et une livre de diascordium, pour le prix de six livres (1).

Quoique peu nombreux, les apothicaires de Pont-l'Evêque étaient aussi réunis en une corporation qui fut bien amoindrie en 1660, lorsque les maîtres résidant à Honfleur se séparèrent d'elle, comme on le verra plus loin (2). Ils avaient reçu également des armoiries qui étaient *d'argent à une boîte couverte de gueules* (3).

On m'a communiqué une carte postale, éditée avec beaucoup de goût, représentant « un vieux logis d'apothicaire au Pont-l'Evesque », dont la destination est restée la même depuis plusieurs siècles. Une liste, placée au milieu d'attributs pharmaceutiques, donne les noms de ceux qui ont possédé l'officine depuis 1601 : Jehan de la Mare, le chevalier Quéruel, Caron, Thierry (4), Taillefesse (5), Deleurme, Mathieu et enfin M. Waldmann, le titulaire actuel. Cette énumération ne doit pas être complète ; on a de la peine à croire que de Jehan de la Mare à Thierry, — soit pendant cent soixante ans, — les apothicaires n'aient été qu'au nombre de quatre, à moins d'admettre que l'officine ne conférât un brevet de longévité à ses heureux possesseurs.

Voici les noms de deux autres maîtres établis dans la même ville : Jean Véron, époux de Jeanne Ferey, et Jean-Jacques Bicherel, époux de Catherine Le Breton ; ces deux apothicaires moururent avant 1663. Le dernier était grand-oncle du conseiller Bicherel, dont M. Henri Le Court a publié le *Livre de raison*, contenant de curieux détails sur la vie d'un châtelain du pays d'Auge, pendant les dernières années de la Révolution.

Enfin, le Registre des chirurgiens de Pont-l'Évêque, déjà cité, mentionne Jean-Pierre Olivier Quéruel, apothicaire — serait-ce le chevalier Quéruel, mentionné plus haut ? — comme ayant été nommé, en 1754, greffier de ladite communauté.

Celui dont je vais maintenant raconter la vie appartenait par son origine à cette race énergique d'hommes qui, à toutes les époques, ont su, à force de talent et de volonté, conquerir une position élevée.

Vers 1775, à Saint-André-d'Hébertot (6), le seigneur du lieu, descen-

(1) Inventaire des Archives de l'hospice d'Orbec, par M. Bénet.

(2) Les pièces relatives au procès qui eut lieu à cette occasion existent aux Archives du Calvados. Série E, Arts et metiers : apothicaires et chirurgiens.

(3) Bibliothèque nationale, ms. fr. 32214, page 1286.

(4) Jean-François-Nicolas Thierry, reçu apothicaire à Rouen en 1758, fut nommé l'année suivante greffier de la communauté des chirurgiens de Pont-l'Évêque, après le deces d'Olivier Queruel.

(5) Jean-Baptiste Taillefesse, dit Taillefer, reçu apothicaire à Rouen en 1788, ex officio, Quevenne fit chez lui son apprentissage.

(6) Canton de Blangy.

dant du chancelier d'Aguesseau, faisait faire sur ses domaines de grands travaux dont il avait confié la direction au sieur Vauquelin. Ce dernier possédait pour tout bien, une maison — avec quelques pièces de terre autour — et une assez nombreuse famille. Parmi ses enfants, celui qui va nous occuper, le jeune Nicolas, se faisait remarquer par son aptitude au travail et son goût pour l'étude. Pour l'encourager, sa bonne mère, ne voyant rien de plus beau que la superbe livrée portée par les serviteurs du château, lui disait souvent : « Courage, Colin, applique-toi, tu auras de beaux habits comme ces messieurs ».

Apres avoir appris dans l'école du village tout ce que le magister pouvait lui montrer, il s'en fut à Rouen où il trouva une place de garçon de laboratoire à la pharmacie Mésaize, située place de la Pucelle. Son patron, pharmacien distingué (1) faisait à l'hôpital des cours de chimie où le jeune Vauquelin l'accompagnait, pour porter son manteau et ses livres. Dans l'amphithéâtre vitré que les élèves appelaient irrévérencieusement la *cloche à melons*, notre villageois, dissimulé dans un coin, saisissait à la volée jusqu'aux moindres paroles du professeur. Rentré à la maison, son ouvrage terminé, il s'aidait de quelques livres que lui avaient prêtés les élèves et rédigeait la nuit ce qu'il avait retenu.

Un tel amour pour la science aurait dû trouver le plus vif encouragement chez son maître. Ce fut le contraire qui arriva : celui-ci le réprimanda vivement et même un jour il fut jusqu'à lui déchirer les notes qu'il avait prises. « On m'aurait ôté le seul habit que j'eusse au monde, s'écriait souvent Vauquelin, j'aurais été moins affligé ». Révolté de tant de dureté, il s'en fut à pied à Paris, avec un écu de six livres en poche pour tout pécule et quelques vêtements que lui avait donné sa protectrice, Mme d'Aguesseau (2).

Après avoir passé quelques années dans deux officines de la capitale, il dut faire un séjour à l'Hôtel-Dieu pour une maladie grave et de là il entra chez un compatriote, Jean-Pierre Chéradame (3). Il trouva enfin, sous ce toit hospitalier, tout ce qui lui avait manqué jusque-là : prévenances, bonté, égards ; il y rencontra également des amis, avec lesquels il compléta son instruction, il les étonna par la rapidité avec laquelle il s'assimila la botanique,

(1) Pierre-François Mésaize (1748-1811), ne à Fécamp, avait été nommé au concours pharmacien de l'Hôtel-Dieu.

(2) « Revint-il à Rouen ? C'est à penser, car pendant qu'il gardait la boutique de Mésaize, il avait ébauché un brin d'amourette avec une jolie jeune femme, fille d'un droguiste du voisinage qu'il epousa par la suite » Georges Dubosc.

(3) J.-P. Cheradame (1738-1824), né à Argentan, membre de l'Académie de medecine tresorier de l'Ecole de pharmacie et l'un des redacteurs du Codex.

le grec et le latin. L'un d'eux, André Laugier, allié à la famille Chéradame, devait comme lui, briller plus tard dans les sciences phar
maceutiques. Un autre familier de la maison, était l'illustre Fourcroy,
dont une sœur malheureuse avait trouvé dans cette famille un asile
et des consolations : ce fut ainsi qu'il se trouva en rapport avec
Vauquelin, qu'il prit comme auxiliaire dans son laboratoire, aux
appointements de 300 francs, avec la table et le logement. Dans ces
conditions aussi modestes commencèrent, entre les deux savants,
des relations qui devaient être très heureuses pour la science et pour
l'humanité.

Vauquelin vit, pour ainsi dire, éclore la chimie entre les mains de
Lavoisier et de Fourcroy. Ce dernier souffrait de voir son élève dans
l'ombre ; pour l'en sortir, il fit paraître des travaux sous son nom
accolé au sien, puis Vauquelin se montra seul. Mais ils restèrent
toujours unis par leurs sentiments comme par leurs travaux. « Ils
se complétaient l'un l'autre ; une expérience faite, la vivacité de
Fourcroy en embrassait rapidement toutes les conséquences pos-
sibles. Plus lent, plus posé, Vauquelin vérifiait paisiblement la chose,
en examinait tous les côtés, toutes les issues, et marquait tranquillement les limites du possible par celles de la réalité. L'un avait les
vues plus élevées, l'autre les avait plus sûres. Séparés, c'étaient deux
êtres incomplets ; réunis, c'était un composé merveilleux de hardiesse
et de réserve, d'idéal et de positif qui touchait à la perfection. C'est
ainsi que leurs facultés se réglaient et prenaient de l'énergie, en
se tempérant l'une l'autre. » (1).

Enfin Vauquelin débuta comme professeur dans la chaire de chimie
de l'Athénée des Arts. Ses débuts furent difficiles, mais son énergie
lui fit surmonter les obstacles causés par sa timidité. Plus tard, il
enseigna au Lycée, à la place de Fourcroy, et forma d'excellents
élèves à la chimie. Il fut le dernier membre nommé par l'ancienne
Académie des Sciences.

Nous arrivons, en effet, à la Révolution, qui devait bouleverser
toutes les carrières. Pendant cette époque de troubles, on retrouve
Vauquelin à la tête d'une officine (2), en qualité de maître en pharmacie, ayant recueilli chez lui les sœurs de Fourcroy, qui ne devaient
plus le quitter, bel exemple de reconnaissance ! Un jour d'émeute,
poursuivi par le peuple en délire, un garde suisse affolé, courant de

(1) *Éloge de Vauquelin*, par Pariset, ayant servi à composer cette notice.
(2) « La pharmacie fondée par Vauquelin existe encore aujourd'hui, et malgré quelques
necessaires remaniements, elle a conserve sa disposition generale et une partie de son
materiel d'alors : elle est située rue Poissonniere, a l'angle de la rue de Clery Apres avoir
ete tenue par Vauquelin, elle eut pour titulaires Deslauriers, Bouligny-Gibert, des nota-
bilites de notre profession » (*La Pharmacie*, août 1901, avec une vue de cette officine)

rue en rue, voit une porte ouverte, s'y précipite et tombe aux pieds de Vauquelin et des deux femmes qui étaient avec lui. Notre savant n'hésite pas ; en un instant le militaire déshabillé et rasé, est transformé en un garçon de laboratoire et revêtu du tablier classique. Vauquelin et ses compagnes avaient risqué leur vie pour sauver celle de cet infortuné! Lorsque l'ennemi menaçait nos frontières, Vauquelin eut l'occasion d'utiliser ses connaissances au profit de sa patrie et de sauver son existence tout à la fois, en dirigeant dans les départements la fabrication du salpêtre et en l'expédiant pour les ateliers de Paris. L'histoire n'oubliera pas de placer à côté des vainqueurs de l'Europe les noms des savants qui aidèrent ainsi aux triomphes de la France.

L'ordre rétabli, Vauquelin occupa dans le haut enseignement la place qu'il méritait Après avoir remplacé d'Arcet dans la chaire de chimie du Collège de France, il succéda à Brongniart, au Jardin des Plantes. Avec Fourcroy, il fut l'auteur principal de la loi de germinal an XI, qui régit encore notre profession. Nommé directeur de l'Ecole de Pharmacie, il fut en même temps créé chevalier de l'Empire. Un bureau de garantie pour les matières d'or et d'argent venant d'être fondé, il en sollicita la direction et se la vit refuser. C'est alors qu'en peu de jours il composa, sous le voile de l'anonyme, l'*Art de l'essayeur*. Cet ouvrage fut si vite apprécié que, lorsqu'on eut connu le nom de l'auteur, il fut aussitôt nommé à la place qu'il avait demandée. En 1809, il succéda, dans la chaire de chimie de la Faculté de Médecine, à son maître Fourcroy ; pour l'obtenir, il avait soutenu une thèse de doctorat sur l'*Analyse de la matière cérebrale*.

Parmi ses élèves, plusieurs parvinrent à la célébrité. L'un d'eux, le toxicologiste Orfila, au moment de la guerre d'Espagne, dut à sa protection de continuer ses études en France, malgré l'ordre de Napoléon expulsant tous les Espagnols. Un autre fut Chevreul, connu par ses beaux travaux sur les corps gras et les couleurs. Passons maintenant en revue les principales découvertes de notre savant compatriote. En chimie minérale, sa place de professeur à l'Ecole des Mines lui donna l'occasion de faire de nombreuses analyses, au cours desquelles il découvrit, en 1797, le *chrôme* dans le plomb spathique de Sibéric et, l'année suivante, la *glucyne* dans l'émeraude et le béryl. On lui doit aussi l'analyse de beaucoup d'eaux minérales. La chimie organique lui est redevable de la découverte de principes immédiats, entre autres celle de l'*asparagine*, faite avec Robiquet. En société avec Corréa de Sevra, il fit une série d'expériences sur la sève des végétaux, et, plus tard, chercha à déterminer le principe actif du quinquina. Il approcha de la solution de ce problème sans l'atteindre, cet honneur était réservé à deux de ses élèves, Pelletier et Caventou.

76

Les services qu'il rendit à l'hygiène publique et à l'industrie sont innombrables, je citerai seulement ses observations sur l'action du vin, du vinaigre, de l'huile sur les vases de plomb et d'étain et ses expériences sur la fabrication de l'alun, du laiton, sur le fer, l'acier, l'eau de couleur des bijoutiers, dont il permit de retirer l'or et l'argent que l'on perdait jusque là. Nombreuses sont ses études sur les matières animales au point de vue chimique, soit de lui seul, soit en collaboration ; notons surtout ses expériences sur les urines. L'énumération de ses travaux dépasse les bornes que comporte cette simple notice.

Vauquelin était de taille élevée et sa physionomie reflétait l'intelligence et la bonté. Modeste et économe, la haute situation à laquelle il était parvenu ne lui fit jamais oublier son obscure origine, sa pauvreté et les humbles vêtements qu'il portait autrefois. Le Calvados l'avait élu député en 1827 et chaque année on le vit revenir dans son village natal, auprès de sa famille. Ce fut là qu'il mourut le 14 novembre 1829, ayant atteint le plus haut degré de gloire qu'un savant pût imaginer. Il repose auprès de l'église, sous une stèle en marbre blanc et, depuis 1849, une borne monumentale rappelle aux habitants de Saint-André-d'Hébertot le souvenir de leur illustre concitoyen ; enfin, son buste est placé dans le vestibule du Palais de l'Université de Caen. En 1866, un hommage d'une nature exceptionnelle et durable fut rendu à sa mémoire, par l'érection d'une statue de bronze que l'on voit dans la cour de l'École de pharmacie de Paris.

XIII

Les apothicaires de Honfleur. — Celui qui tient la queue de la poêle. — Produits de grande conséquence. — Les coffres des navires. — François Doublet. — Départ pour la Nouvelle-France. — Une vocation irrésistible. — Deuxième expédition. — Doublet commissaire de la compagnie des Canadas. — Fils de pharmaciens. — Conclusion.

Jusqu'au XVII siècle, les apothicaires de la ville de Honfleur étaient sous la dépendance de ceux de la communauté de Pont-l'Évêque. Ils ne s'en séparèrent qu'en 1660, époque où ils présentèrent les statuts de leur corporation au Lieutenant du Bailli de Rouen au siège de Pont-l'Evêque (1). Celui-ci leur ayant refusé son

(1) « Présentez par Pierre Brière, Hugues Morin, Jean Jourdain et François Simon, apothicaires, pharmaciens, espiciers, ciriers, droguistes et confiseurs en la ville de Honfleur », Hugues Morin était probablement les fils de Jean Morin, apothicaire dans la même ville en 1644 La corporation avait pour armoiries : d'or à une spatule de sable posée en pal accostée de deux boîtes couvertes de gueules (Bibliothèque nationale, monuments français, n° 32214, p. 1286, Armorial de d'Hozier).

visa, ils en appelèrent de ce jugement au Parlement de Normandie. Le procès était entamé lorsque les apothicaires se désistèrent de leur opposition. Deux ans plus tard, Louis XIV, par lettres patentes, confirma leurs statuts. Cette pièce, signée Louis et revêtue du sceau royal, est conservée aux Archives du Calvados. Enfin, les lettres patentes furent enregistrées le 18 mars 1662, et la corporation de Honfleur put jouir tranquillement de son autonomie. Je vais donner une analyse de ces statuts, qui comprennent 67 articles et dont la lecture d'un bout à l'autre est plutôt fatigante.

Celui qui voulait devenir apothicaire faisait d'abord quatre ans d'apprentissage, après avoir prêté serment devant l'autorité « de bien et loyaument servir ». Ce temps passé, il pouvait se présenter pour être reçu maître, entre la Quasimodo et la Toussaint, à condition d'être âgé de vingt-quatre ans révolus — ou de vingt ans seulement s'il était fils de maître — et de verser « pour le droict de hausse » dix livres ainsi réparties : pour le roi, 40 sols, pour chacun des deux médecins faisant partie du jury, 40 sols, pour chacun des deux gardes-jurés, 20 sols, et pour les pauvres, 40 sols.

Après diverses interrogations, avait lieu le chef-d'œuvre — qui paraît avoir été la partie principale de l'examen — composé de quatre préparations exécutées sous la surveillance d'un maître. Mais auparavant, le candidat devait lire un texte, car il est dit: « Nul ne sera reçu s'il n'est assez scavant en telle manière qu'il puisse lire les escripts de Nicolas, Mesuè et aultres, comme aussi ceux qui viendront des modernes praticiens ordinaires de la ville » (1).

Lors du chef-d'œuvre, l'aspirant était assisté du plus jeune apothicaire de la ville « chargé de lui administrer les vaisseaux, outils et ustensiles nécessaires et de tenir la queue du bassin ou poëllon ». Les autres maîtres ne devaient rien dire au candidat « ni pour luy aider ni pour luy nuire ». Les préparations terminées et cachetées au cachet de l'aspirant « à ce qu'il ne fust faict fraude », étaient remises au plus ancien des gardes. Puis, tous les maîtres réunis, après avoir fait sortir de l'assemblée le candidat, son conducteur et ses parents, décidaient de la réception, à la pluralité des voix, en commençant par l'opinion du dernier passé maître et en continuant ainsi jusqu'au plus ancien (2).

---

(1) Comme aujourd'hui, la lecture des pattes de mouches médicales n'était pas toujours facile. Un poète satirique disait à ce propos, s'adressant a un medecin :

Encore te faudra-t-il tes receptes escrire,
Telles que le commun ne les puisse bien lire,
Afin qu'en admirant ce papier mal escript,
Comme chose sacrée il prise ton esprit.

(Le medecin courtizan, 1559).

(2) A noter que lorsqu'il s'agissait, au contraire, de la police de « l'estat d'apolicquairerie », l'opinion des plus anciens était demandee la première, comme il convenait.

La corporation était administrée par deux gardes, nommés par elle chaque année, en présence des médecins de la ville. Ils prêtaient serment de visiter les boutiques « bien et fidèlement, et de rapporter toutes les fautes et abus devant Justice », cela deux fois par an, à Pâques et à la Toussaint, assistés d'un ou de deux médecins. Les mêmes inspecteurs étaient appelés par les apothicaires lorsque ces derniers avaient à confectionner des produits « de grande consé quence esquels entrent ambre, musc, or, argent, marguerittes et autres pierres précieuses ». L'article suivant disait : « Ils ne confieront pas en miel ce qu'ils doibvent confire en sucre soubs payne de cent sols d'amende » (1). Enfin, ils devaient inscrire sur les vases la date des préparations, *sans la changer* et, lors de la confection des drogues, ne pas mettre « le vieil avec le nouveau », et ne pas vendre leurs produits vieillis à leurs confrères ni à leurs clients « mais les jetter et desgastter si tellement que homme ny femme n'en puissent estre déceus ». Lorsque l'un d'eux manquait d'un produit, ses confrères devaient le lui fournir « à un prix raisonnable ».

L'apothicaire ayant fait participer un médecin à ses profits était frappé d'une amende de dix livres, et en cas de récidive, exclu de sa profession. L'article 17 ordonnait aux médecins de ne pas avoir d'apothicaire « affecté l'un plus que l'autre », mais de délivrer leurs ordonnances aux malades pour les faire exécuter où bon leur semblait. Lors des visites des officines, les maîtres juraient sur les Evangiles qu'ils n'avaient pas caché de marchandises défectueuses. Les serviteurs promettaient également par serment « s'il se trouvait quelques drogues qui ne fussent pas suffisantes, de ne les point mettre en œuvre malgré les commandements de leur maître ».

L'article 35 visait les charlatans : « Pour autant qu'il vienne en cette ville une manière de marchand soy-disant apoticaire couvert, qui porte d'huitz en huitz et par les maisons et boutiques des chirurgiens et barbiers, plusieurs médecines, pilules, opiats, emplastres et autres compositions qui sont choses de grande conséquence, et préjudiciables pour la République, il est expres enjoinct à toutes personnes auxquelles tels gens s'adresseront d'en advertir incontinent les gardes qui les feront venir, et approcher en justice, et faire faire la punition de tels abuseurs, et faire deffense à un chacun d'achepter

.

(1) « Qui est epicier n'est pas apothicaire, mais qui est apothicaire est épicier ». Cette hierarchie avait été ainsi proclamée par Louis XII en 1514. C'est en vertu de ces statuts que, à Honfleur, les apothicaires exerçaient generalement l'etat de cirier et de confiseur, comme on le voit par le compte des depenses des obsèques d'un membre de la famille d'Harcourt, le sieur de Villerville, mort en 1585 « Donne a M. de Pinchemont, apothicaire a Honfleur, pour ce qu'il a fourny de luminaire et aultres choses, 180 livres ».

aucunes drogues de tels marchands sur peine de 50 sols d'amende » (1).

Les chirurgiens ne pouvaient prescrire aucun produit « entrant au corps humain », mais seulement des médicaments « à appliquer au dehors ».

Il était aussi défendu aux apothicaires de s'entendre les uns avec les autres pour créer des monopoles et vendre plus cher, cependant il leur était permis « d'augmenter les prix selon les cas, car en aulcun temps les choses sont plus chères et de les diminuer comme de raison ». Ils devaient posséder Nicolas et Mesuë, mais, ajoutent les statuts, « s'ils veulent avoir d'autres auteurs, tant mieux ce sera et ils en seront plus à priser et estimer ».

Les serviteurs, s'ils venaient du dehors, devaient prêter serment et verser 7 sols 6 deniers « mis en la boete du dist estat pour donner aux pauvres. »

Une amende de 60 sols était infligée à ceux qui mettaient en vente des marchandises foraines d'épicerie (2) ou de droguerie sans les avoir présentées aux gardes-jurés, lesquels avaient aussi dans leurs attributions l'inspection des ouvrages de cire et des confitures « veillant à ce que les ouvrages de cire fussent d'aussi bonne qualité dessus que dessous. »

L'article suivant, que j'ai gardé pour la fin, évoque le souvenir de M. Fleurant et des scènes les plus comiques du *Malade imaginaire* : « Le maître, dit-il, ne s'en rapportera pas à ses apprentis, ni à sa femme pour dresser les recettes, de peur que, par ignorance, ils ne commettent faute. Les apothicaires porteront eux mêmes les médecines laxatives (3) et ne s'en rapporteront pas à leurs apprentis, à moins

(1) « Des colporteurs se sont avisés de porter par charretées dans les petites villes, bourgs et villages, des remedes composes qu'ils achetent et revendent a vil prix, et cependant toujours au-dessus de leur vraie valeur, relativement à leur qualite, attendu que toutes ces compositions sont altérées et sophistiquées ». (*Arrêt du Parlement de Rouen.*)

(2) A Honfleur, n'était pas epicier qui voulait, celui qui aspirait à la maîtrise de cette profession, devait être âgé de 24 ans, justifier de trois années d'apprentissage chez un maître demeurant dans une ville de loi et de trois autres années de travail chez d'autres maîtres dont il devait produire les certificats Il se présentait devant les maîtres apothicaires reunis pour faire son chef-d'œuvre de cire, dragees et confitures et s'il etait reçu il prêtait serment en justice « de travailler fidelement, servir bon poids et balances et souffrir les visitations des gardes apothicaires »

(3) Remarquez avec quelle délicatesse on savait parler du lavement, alors en si grand usage. Faut-il rappeler ici que l'invention de la seringue est dûe à un professeur de l'Universite de Pavie, Gatemaria, mort en 1496 Le Docteur Closmadeuc a explique d'une plaisante façon le rôle des apothicaires d'autrefois : « Ils s'adonnaient alors avec succes a la pratique de certaines opérations d'alcôve, laissees depuis, on ne sait pourquoi, a l'indiscretion et à l'inexperience des gardes-malades. Au lever du soleil, le diligent apothicaire sortait de sa boutique, portant gravement sous son bras une boîte de dimensions respectables et s'en allait chez ses malades executer les ordonnances des medecins Les plus modestes se contentaient d'un etui suspendu au cou par une bandoulière. . Ajoutons que là ne se bornait pas le rôle de l'apothicaire. Il devait assister à l'effet des medicaments. . Du même coup et par le fait, il s'élevait a la hauteur du médecin avec lequel, au lit du malade, il avait une sorte de consultation sur la matiere et suivant les cas ».

qu'ils ne les trouvent déjà habiles et advisez pour décemment les administrer et enseigner le patient de soy tenir et gouverner jouxte l'ordonnance du médecin. »

Honfleur était alors un port d'attache d'une grande importance. Avant le départ de chaque navire, le chirurgien embarqué à bord, devait faire visiter son coffre à médicaments par les maîtres jurés de la corporation. Ces rapports avec la marine eurent-ils pour résultat de faire abandonner à l'un de nos confrères de ce temps-là son laboratoire pour le *perfide élement,* comme on disait alors ? Il est permis de le croire quand on lit sa vie aventureuse que je vais maintenant raconter.

Il y avait, dans la rue Brûlée, au milieu du XVIIe siècle, une officine tenue par un apothicaire d'une des meilleures familles de la ville (1), nommé François Doublet. De son union avec Madeleine Fontaine, il lui restait seize enfants bien vivants. On comprend qu'en présence de telles charges, il ait rêvé souvent d'une autre carrière, lui permettant d'élever et de caser honorablement sa nombreuse famille.

A cette époque, le drapeau blanc fleurdelisé flottait encore sur le Canada, qu'on appelait à juste titre la Nouvelle-France. Dans cette vieille cité de Honfleur, on racontait, à la veillée, les exploits des enfants du pays, premiers explorateurs de cette terre lointaine. Depuis, de nombreux Honfleurais y étaient retournés et certains y avaient trouvé la fortune. Doublet résolut de les suivre et, dans ce but, après avoir réalisé ses biens, il créa, de concert avec des armateurs de Paris et de Rouen, une société destinée à coloniser les îles Brion et de Saint-Jean, situées dans la baie d'Acadie (2). La compagnie de la Nouvelle-France lui concéda cet archipel en toute propriété, le 16 janvier 1663. Il n'avait, pour toute redevance, qu'à verser 50 livres par an, pendant les trois premières années. Par lettres patentes, le roi accordait à la compagnie de porter un écusson, orné de têtes de griffon et supporté par deux sauvages avec leurs massues. Par une attention touchante, François Doublet avait obtenu de changer le nom de l'île Brion en celui de Madeleine. du nom de son épouse.

Au mois de février 1663, eut lieu le départ de la flotille, composée de trois navires : le premier, le *Saint-Michel*, de 3 à 400 tonneaux et le second, le *Saint-Jean*, étaient commandés par Doublet ; le sieur

(1) Une petite fille de Jean Doublet, devenue Mme de Saint-Georges, eût pour fils Alexandre Naquet, dont les descendants appartiennent aujourd'hui à la haute noblesse . Mme la marquise de Caulaincourt et Mme la comtesse d'Andigne, qui representent dans la ligne feminine la descendance de l'apothicaire d'Honfleur (d'après l'ouvrage de M. Bréard, cité plus loin)

(2) Les îles Saint-Jean, de la Madeleine, Brion et des Oiseaux, forment un groupe d'îlots situes dans le golfe de Saint-Laurent.

Bérangier avait le commandement du troisième, nommé le *Grenadier*. On emportait des outils de charpente et d'agriculture, avec un matériel de pêche à la morue. Outre l'équipage, vingt-cinq hommes avaient été embarqués pour hiverner et chasser les loups marins.

Le capitaine, quand on fut en face de la chapelle de Notre-Dame-de-Grâce, congédia ses parents et ses amis, qui avaient tenu à l'accompagner jusque là. Il était loin de se douter de la surprise qui l'attendait un peu plus tard. En effet, lorsqu'on fut en pleine mer, un de ses plus jeunes fils, nommé Jean, âgé de sept ans seulement, quittant la cabine où il s'était tenu caché jusque-là, vint se présenter à lui. L'enfant devant la contrariété de son père, raconta qu'il s'était endormi à bord, sans se douter du départ. C'était là le premier signe de la vocation irrésistible qui entraînait sur mer celui qui devait plus tard y faire une si belle carrière (1).

Vers le 15 juin, arrivés dans la grande île de la Madeleine, nos Honfleurais eurent le désagrément de constater qu'ils avaient été devancés. En effet, une vingtaine de Basques s'y étaient établis pour le compte du Lieutenant général du Canada. Ce fonctionnaire, qui habitait le fort de l'île du Cap-Breton, avait jugé bon de s'annexer ces îles, comme étant proches de ses domaines. Doublet fit d'abord planter une grande croix sur le plus haut cap, à l'entrée de la baie et on chanta le Te Deum. Ensuite, les navires tirèrent chacun onze coups de canon et, en signe de prise de possession, on alluma un grand feu.

Un ancien chirurgien de Honfleur, Pierre Gagnard, accompagnait Doublet, avec lequel il avait formé une association. Il devait hiverner avec les vingt-cinq pêcheurs, pendant trois ans, à condition de partager de la manière suivante l'huile extraite des morues et des loups marins : deux tiers pour les hommes et le dernier tiers divisé ainsi : deux tiers pour Doublet, un tiers pour son lieutenant Gagnard. La construction des logements pour l'hivernage était déjà bien avancée lorsque parut le Lieutenant général qui se croyait des droits antérieurs sur ce territoire. Il se répandit en menaces et l'on fut sur le point d'en venir aux mains, mais comme il était inférieur en forces, un arrangement intervint, donnant aux Basques le droit d'hiverner, à condition de remettre aux Honfleurais le tiers des huiles qu'ils auraient produites. La pêche à la morue fut peu fructueuse et la flotille rentra à Honfleur au mois de décembre avec une demi-charge.

On revint l'année suivante avec les mêmes navires à l'île de la

(1) Jean Doublet (1655-1728), corsaire et lieutenant de frégate, a laissé un *Journal de ses voyages*, que M. Bréard a publié et annoté en 1884. L'ouvrage commence par une relation des aventures de François Doublet, qui a servi à composer cette notice.

Madeleine, mais quelle ne fut pas la surprise de l'équipage en trouvant l'habitation qu'il avait eu tant de peine à installer, inhabitée et
remplie de neige. On sut depuis que, peu de temps après le départ
des bateaux, les hommes restés à la Madeleine, sous la conduite d'un
chef insouçiant, s'étant enivrés, avaient pillé l'établissement des
Basques et étaient partis pour Québec. La société en perte, fut rompue
et les navires vendus à l'encan. « Mon père était admirable », raconte
son fils, qui faisait partie de cette seconde expédition, « accablé de
pertes et chagrins, il soutenait les siens avec une grande résignation,
disant: Seigneur, que votre sainte volonté soit faite. »

En 1665, nous retrouvons François Doublet attaché à la Compagnie
des Canadas, en qualité de Commissaire, le long des côtes du fleuve
Saint-Laurent. Accompagné d'un ingénieur allemand et d'un inter-
prète, il avait à commander 70 hommes, destinés à l'exploitation
d'une mine de plomb, découverte sur la côte de Gaspée. Ses appointements étaient de 3.000 livres par an, avec 4 pour cent sur le plomb
recueilli. Détail assez curieux, le navire emportait 18 chevaux envoyés
par le roi à ses sujets du Canada et 80 « filles d'honneur » placées dans
l'entrepont et destinées à être mariées en bloc aux colons de Québec
à leur arrivée. Nouvelle déception ! Les gisements étaient pauvres et
les filons ne tinrent pas ce qu'on en attendait, si bien que « la mine
mina la bourse des mineurs ».

Au printemps de 1666, le vice-roi ordonna à François Doublet de se
rembarquer pour effectuer un voyage qui dura cinq mois, pendant
lequel il traita avec les sauvages qui habitaient les rives du Saint-
Laurent et les rallia à la cause des Français ; Jean son fils, le précoce
marin, était du voyage.

Après cette expédition, le retour en France fut décidé et là encore
les pauvres navigateurs eurent à supporter de nouveaux malheurs.
Le navire qui les portait fit naufrage sur le grand banc de Terre-
Neuve. Ils virent la mort de très près et furent sauvés par des
pêcheurs français qui les ramenèrent à Paimbeuf. Doublet, dépouillé
de tout ce qu'il avait pu gagner jusque-là, fut obligé d'emprunter à un
de ses amis de Nantes le prix de son passage, pour venir à Honfleur
avec son fils.

Malgré ses déboires, il ne pensa plus à reprendre son ancien
métier ; la mer l'avait attiré, il lui resta fidèle et se rengagea avec un
autre de ses fils dans la compagnie du Sénégal. A partir de ce
moment, on perd ses traces ; on sait seulement, d'après les registres
de la municipalité de Honfleur, qu'il mourut avant l'année 1678,
« aux pays estrangers, où il étoit employé pour le service du roy ».
Il était né dans les vingt premières années du XVIIe siècle. « Homme
sans vices », dit de lui son fils « beau et bien fait et de beaucoup

d'esprit, au récit de tous nos citoyens qui l'ont connu et regretté, mais toujours puny de malheurs dans toutes ses entreprises ».

En 1762, se présenta devant la corporation des apothicaires de Honfleur, un candidat produisant le certificat suivant, que j'ai retrouvé aux Archives départementales : « Je soussigné, docteur régent de la Faculté de médecine de Paris, certifie que Monsieur Jean-Baptiste Hamelin, sieur des Essarts, a assisté et travaillé très bien au cours de chimie que je viens de finir au Jardin royal des plantes. A Paris, le 21 août 1761. Malouin (1).

Ce nouveau maître (2) eut un fils que la Révolution trouva simple timonnier sur un vaisseau de l'Etat et qui dut à son intelligence et à sa bravoure d'être élevé par l'Empereur au grade de contre-amiral, je veux parler du baron Hamelin (1768 1839), dont le neveu, F.-A. Hamelin (1776-1864), petit-fils de l'apothicaire, devint amiral et ministre de la marine.

Fils aussi d'un pharmacien de Honfleur, Alphonse Allais (1854-1905), ce joyeux écrivain dont Maurice Donnay disait dernièrement qu'il fut « une façon de grand homme ». Ses concitoyens viennent de placer son médaillon en relief sur la maison où il naquit (3).

Avec lui se trouvent terminées ces annales professionnelles qui contiennent, sans nul doute, des erreurs et des lacunes. Ce modeste travail avait cependant la ferme intention d'enregistrer, le plus consciencieusement possible, tous les faits dignes d'être tirés de l'oubli. Aussi, réclame-t il l'indulgence de ses lecteurs, en terminant par ces vers d'un vieux confrère du XVIe siècle :

> Tout homme de bonne science
> Me lisant jugera fort bien
> Que ce qu'ay mis en évidence
> Est véritable et faict pour bien (4).

---

(1) Paul-Jacques Malouin (1701-1778), né à Caen, membre de l'Académie des Sciences et médecin distingué Il a laissé des ouvrages de médecine estimés On raconte qu'un de ses clients qui le remerciait de ses bons soins reçut de lui cette repose : Monsieur, vous êtes digne d'être malade !

(2) Il avait épousé Françoise-Marie-Catherine Duval.

(3) Le registre des apothicaires de Rouen indique Pierre Rebut comme reçu en 1781 devant la corporation de cette ville, pour exercer a Honfleur.

(4) *Declaration des abus et ignorance des medecins*, par Pierre Braillier, marchand apothicaire à Lyon, 1557.

APPENDICE

Partiez pour M. le baron de la Motte, commençant le 17 août 1548 (1)

17 Août. — Pour demye livre de tablettes propres pour le Ryeume, 17 sols ; cannelle fine, 4 quarts, 23 sols 6 deniers ; sucre fin (2) 7 livres, 56 sols ; mùscades, 4 quarts, 23 sols ; poivre long, 18 sols 6 deniers ; poivre long, demi livre, 10 sols 6 deniers ; ZZ^bre (gingembre) venise demi livre, 11 sols ; une estamine, 2 sols 6 deniers ; pour 3 pots de confitures, 15 sols ; huile d'olif, 11 sols.

2 Novembre. — Pour 4 livres de sucre fin, 33 sols ; pour 1 livre 1 once confitures assorties mises en ung pot, 15 sols ; pour 1 livre de dragées de toutes sortes. 17 sols 6 deniers ; pour 1 once de cannelle. 5 sols ; pour 1 once aromaticum rosatum, 4 sols ; pour médecine laxative..... jouxte l'ordonnance, 10 sols.

25 Septembre 1549. — Pour 8 livres 6 onces de sucre fin, 15 sols ; pour 1 once de saffren, 10 sols 6 deniers ; pour une mixture cordialle où il entroict plusieurs conserves, contenant demye livre, 17 sols 6 deniers ; pour ung petit pot ZZ^me confit contenant 4 onces, 6 sols ; 4 onces syrop viollat, 6 sols, 4 onces syrop de berberis, 6 sols ; pour ung rondeau picque à mettre sur la teste où il entroict plusieurs fleurs, semences, gommes et autres ingrediens, entrebaste avec taffetas rouge et coton, 12 sols 6 deniers.

5 Février. — Pour 2 pots d'ypocras cleret (3), 36 sols ; pour demye livre de dragées de toutes sortes mises en ung machepain (4), 8 sols.

9 Février. — Pour 2 pots d'ypocras, l'un blanc et l'autre cleret, 36 sols ; pour une livre de dragées de toutes sortes, 17 sols 6 deniers ; pour le mestier, 15 sols ; pour un bonnet picque où il entroict fleurs, semences, gommes et aultres ingrediens, entrebaste avec taffetas rouge et coton, 22 sols 6 deniers.

---

(1) Ce memoire est vraisemblablement celui d'un apothicaire caennais. Il figure dans l'Inventaire des Archives du Calvados (Série E, Titres féodaux du dûché d'Harcourt) par M. Bénet, archiviste.

(2) Pour désigner toute personne manquant d'une chose essentielle à sa profession, on disait autrefois : C'est comme un apothicaire sans sucre « Le sucre fut un remède avant d'être une friandise. Jusqu'au XVII° siecle, il fallut même que les épiciers le disputassent aux apothicaires , ce fut l'enjeu de guerres terribles, le public s'étonnait que tant de sucre distillât tant de fiel. » (DUPONT-FERRIER.)

(3) L'hippocras etait du vin aromatisé avec de la cannelle.

(4) Massepain, gâteau cuit au four

2 Mars. — 1 livre de ris, 2 sols ; 1 livre amandes, 3 sols ; pour ung petit cabas de figues marceilles poysant 4 livres, 8 sols ; pour ung petit cabas de raysin poysant 3 livres, 7 sols ; pour une quarte d'hypocras blanc, 9 sols ; pour ung mache pain garni de toute sortes de dragées demye livre, 7 sols 6 deniers ; pour une poudre cordialle contenant demye livre, 15 sols ; pour deulx douzaines d'orenges, 3 sols 6 deniers ; pour ung petit pot garni de toutes sortes de confitures demye livre, 7 sols 6 deniers ; pour demye once sucre candi, 15 deniers ; pour demye once succre rosat, 18 deniers ; pour demye once pillules blanches, 10 deniers ; pour 4 grandes mourenes, 24 sols ; pour un cent de harenc blanc, 225 sols ; pour un quarteron de harenc sor, 7 sols 6 deniers ; pour ung pot d'huille d'olif poysant 4 livres 1/2, 13 sols 9 deniers.

7 Mars. — Pour ung petit pain de succre poysant 4 livres, 30 sols ; pour un petit cabas de figues poysant 4 livres 1 quarteron, 6 sols 6 deniers ; une once de poyvre, 22 deniers ; 2 gros de saffran, 6 sols ; pour ung pot de vin aigre, 3 sols.

20 Mars. — Pour 4 livres de ris, 6 sols ; pour ung peigne et une esponge baillée au serviteur dudit sieur, 20 deniers.

Le 8e jour après Pasques 1550, pour syrop de grenades, 10 sols ; 4 onces huille de violles, 2 sols 6 deniers ; un quarteron de raisin d'alicquan, 8 deniers.

10 du même mois. — Pour une médecine où il entroict rhubarbe, tamarins, catholicon, sené, dia... (lacération), et aultres ingrédiens 30 sols ; pour ung perfun conten. 4 onces, où il entroict plusieurs drogues, gommes et aultres ingrediens, jouxte l'ordonnance de M. de Cahaignes, 12 sols 6 deniers : pour une livre de succre pour faire la gelée, 10 sols ; pour 2 onces de cannelle fine, 10 sols ; pour 4 onces anis confit, 4 sols,

16 Avril. — Pour une dragée contenant demye livre, jouxte l'ordonnance de M. de Cahaines, 12 sols 6 deniers (1).

———————

Liste des Produits qui pouvaient être vendus par les Épiciers en 1716 (2)

———

Agaric, Aloès, Amomum, Anis, Antimoine de toutes espèces,

---

(1) Rappelons qu'au milieu du XVe siecle, le sou valait 40 centimes de notre monnaie actuelle et le denier 3 centimes environ

(2) Extrait des Statuts et Règlements pour les marchands epiciers, ciriers et confiseurs de la Ville, faubourgs et banlieue de Caen, rediges à nouveau et reformes en conséquence de l'arrêt du Conseil du 4 mai 1716, rendu entre lesdits maîtres marchands épiciers et les

Aristoloche, Arsenic, Aspalat (1), Assa fœtida, Améthystes (2) Absinthe, Angélique, Acacia, Ambre gris.

Balaustes (3), Baume blanc, Baies de genièvre, Baies de Lion, Behen blanc, Behen rouge (4), Belle de nuit, Benjoin, Bézoards (5), Blanc de baleine, Blanc de plomb, Bols de toutes sortes.

Cadmie (6), Camphre, Cantharides, Carabé (7) Carthame, Casse, Corne de cerf, Coloquinte, Cinabre, Coque du levant, Corail, Coraline, Coriandre, Couperose, Crème de tartre, Cumin (8), Cristal minéral, Cachou.

Dictamme blanc ou scammonée.

Écorce de girofle, Elemi, Ellébore, Epityme (9), Esquine, Euphorbe, Écorce de citron, Émail en tablettes, Eau forte.

Fenouil, Fenugrec, Fleurs de grenades, Fleurs de muscades, Feuilles d'inde, Feuilles d'oranger et autres.

Galanga, Galbanum, Galipot, Galles, Gayac, Gentiane, Gingembre, Genièvre, Gommes de toutes espèces, Graine d'Avignon Grémil, Gomme-gutte.

Hermodactes, Houblon, Hyacinthe (10).

Jalap, Iris, Jujubes.

maitres marchands merciers et pâtissiers de ladite Ville de Caen et sur la requête présentée a M le Lieutenant de police, le 12 septembre 1716, par lesdits maitres marchands épiciers, ciriers, confiseurs.

(1) L'on vendait sous ce nom trois sortes de bois, dont l'un etait le bois de rose. « Les distillateurs s'en servent pour faire de l'eau de rose, c'est ce qui fait qu'il y en a qui donnent de l'eau de rose a si bon marché. Les chirurgiens et barbiers se servent des copeaux ou rognures pour faire bouillir dans l'eau de quoy ils font la barbe ». POMET.

(2) Pour les anciens, l'amethyste avait la propriete de guerir l'ivresse et d'absorber les acides de l'estomac.

(3) Fleurs du grenadier sauvage.

(4) « Le behen est un cardiaque pour resister aux venins » Racines du Statice limonum (B. rouge) et du Centaurea behen (B blanc).

(5) Le bezoard, pierre naissant dans l'estomac d'une sorte de bouc, venait d'Orient, il passait pour an antidote universel.

(6) Oxyde de zinc impur.

(7) Succin ou ambre jaune.

(8) Le cumin venait autrefois de Malte ou on le cultivait comme du blé. Dans les minutes des notaires des XVI° et XVII° siecles, il est souvent fait mention des recoltes de « cumin » dans les environs de Caen, notamment a Cagny, Rupierre, Valmeray Il serait curieux de savoir a quelle plante ce nom s'appliquait alors, car je ne crois pas que ce fût au cumin de nos officines.

(9) « Plante semblable a des cheveux, qui se trouvent sur differentes simples, comme sur le thym, d'ou lui est venu son nom. Les meilleures sont celles de Venise et de Candie. » POMET.

(10) La confection d'hyacinthe etait un opiat dans la composition duquel entraient de l'or de l'argent, des emeraudes, saphyrs et perles fines. C'etait l'une des quatre grandes compositions galeniques pouvant être vendues par les epiciers de Paris (avec la theriaque, le mithridate et l'alkermes) Inutile de dire combien ce produit etait fraude ; a propos des falsifications, Pomet disait avec tristesse « Ceux qui font ces sortes de compositions ne sont pas les plus mechants artistes, car il y a plus de science de faire une belle composition avec de mechantes drogues, que d'en faire une bonne avec de belle marchandise »

Labdanum, Litharge.

Macis, Maniguette, Manne, Mastic, Massicot, Mercure, Minium, Mirabolans, Myrrhe, Mechoucan (1).

Nard, Nitre, Noix vomique.

Oliban, Opponax, Orpin, Os de cerf (2).

Percepierre, Polypode.

Quinquina.

Roses de Provins, Rhubarbe, Réalgar.

Safran, Sagapenum, Sandaraque, Sang-Dragon, Santal, Salsepareille, Sassafras, Sebestre (3), Sel ammoniac, Semences froides et chaudes, Sené, Staphysaigre, Storax, Sumac.

Tamarin, Terra merita (4).

Verdet, Vitriol blanc et bleu, Voide (5), Vif-argent.

Yeux d'écrevisses.

Inspection des Marchandises au bureau des Apothicaires, Épiciers Droguistes et Confiseurs de la ville de Caen

---

Parmi les marchandises inspectées, celle qui revient le plus souvent est le miel, dont on faisait alors une grande consommation et qui remplaçait généralement le sucre. Le miel rouge se vendait 8 livres 10 sols les cent livres, il était donc environ cinq fois moins cher qu'aujourd'hui. A partir de 1756, les gardes jurés de deux autres communautés étaient invités à venir l'examiner, mais, probablement à la suite de dissensions, ils n'y paraissaient jamais. Alors on ne manquait pas de l'indiquer ainsi : « Nous soussignés, gardes en charge, certifions avoir visité les miels mentionnés ci-dessus, *les*

---

(1) Rhubarbe blanche ou Bryone d Amerique

(2) L'os ou cartilage qui se trouve dans le cœur du cerf est un fort bon cardiaque, c'est pourquoi il entre dans la confection d hyacinthe » Poket. Produit souvent falsifié, si l'on en croit Symphorien Champier, dans son *Myrouel des appothicaires et pharmacopoles*, écrit en 1531. « Pharmacopoles nous abusent ; ils nous vendent les os de cheval au lieu de os corde cervi, et en trouverez plus a vendie que n'a de cerfs en toute la France, Italie et Espaigne ».

(3) Fruit du sebestier qui croit en Egypte.

(4) Racine de curcuma.

(5) La voide ou pastel, dont on se servait pour teindre en bleu, était autrefois tres cultivee dans nos contrees. Encore aujourd'hui, il n'est pas de commune dans les environs de Caen ou il n'y ait quelque pièce de terre portant le nom de « delle du Moulin-à-Voide ». Elle a été chassee de l'industrie par l'indigo qui lui même a ete détrôné par les couleurs d'aniline.

gardes croquetiers et chandeliers duement avertis, suivant et confor-
mément au jugé de la dernière sentence de police rendue en forme de
règlement entre les dites trois communautés ».

Les miels étaient apportés le plus souvent par les messagers de
Domfront et de Mayenne. Ils venaient tous du pays bas : Passais,
Messai, Ambrières, Fougerolles, Banvou, la Coulonge, la Ferrière-
aux Étangs, Saint-Bômer, Rongfeugeray et aussi des paroisses de
l'élection de Mortain.

On y voit aussi figurer — mais bien moins fréquemment — des
caisses de sucre et de cassonnade, apportées par des colporteurs des
environs de Flers et de Vire. Les navires apportaient du Havre des
oranges (1), des citrons, du savon. « Après avoir examiné trois caisses
de savon blanc et une de savon marbré, les avons trouvées *d'assez
bonne qualité pour être de la fabrique du Hâvre* ».

Les environs de la Ferté-Macé (Carrouges, Saint Maurice), en-
voyaient beaucoup de pruneaux, sous le nom de prunes de Sainte-
Catherine. La paroisse de la Chapelle Moche, dans l'élection d'Alençon,
fournissait de nombreux colporteurs, qui apportaient des amandes,
du réglisse, de l'indigo et plus rarement du café, du chocolat et du
thé. Mais cette localité avait une autre spécialité (2), c'était la four-
niture de toute la mèche pour chandelles. On sait qu'il y avait à Caen
et aux environs de nombreuses fabriques de chandelles. Pour
l'examen de la mèche et du fil de Meaugé, les gardes chandeliers se
joignaient aux gardes apothicaires.

Le messager de Thorigny apportait aussi des oranges et du fromage
de Gruyère, venu probablement par bateau. Enfin un courtier, le
sieur de Lozier, était attaché au bureau des marchands apothicaires
et servait d'intermédiaire pour les ventes.

La Pharmacie à Cherbourg, à la fin du XVIIe Siècle

En 1787, les maîtres en pharmacie de Cherbourg, ayant présenté

(1) Les gardes croquetiers venaient prendre part a l'examen des oranges

(2) « Le fil de Guibray est fait d'estoupes filez, et ensuite mises par écheveau, après avoir
été bouilli dans de l'eau et de la cendre, pour en ôter la bourre, et lorsqu'il est bien
blanc, tant pour avoir été lexivé que pour avoir demeuré sur l'herbe, il nous est apporte
ou envoye. Ce sont des Normands du bourg de la Chapelle-Mosche, qui est l'endroit ou
presque tout ce fil se fait, et ce qui luy a fait donner le surnom de Guibray, c'estqu'autrefois
ils ne nous l'envoyoient ny apportoient point, mais le vendoient tout a la foire de Guibray.
Ce fil est fort en usage par les ciriers tant pour faire des cierges, de la bougie filée, que
pour faire des collets blancs aux mèches ou bias de flambeaux. »

POMET : *Histoire generale des drogues*

une requête pour obtenir de se constituer en corporation, un person
nage qui, je crois, était le subdélégué, les jugeait ainsi dans une
lettre adressée à l'Intendant :

« La maison la plus achalandée est celle du sieur La Bonde de la
Boullaye, reçu à Bayeux, mais on dit qu'il ne se gêne pas pour remplacer une drogue par une autre, quand il en manque. Un autre
maître, qui a été reçu à Versailles, par la protection du médecin du
roi, est un ignorant, sa boutique est moins que rien. Le troisième, le
sieur Fleury, reçu à Vire, vient d'être nommé apothicaire major à
l'hôpital de la marine et n'a pas encore ouvert de boutique dans la
ville. »

Mais ces trois pharmaciens ne manquaient pas de concurrents, on
en jugera par la note suivante : État des particuliers vendant des
drogues et médicaments dans la ville de Cherbourg. « Le sieur
Desnouelles Groult, à qui on donne le titre de chirurgien, ne l'est pas
et encore moins apothicaire. Sa servante ayant épousé un autre
domestique de cette ville, ils exercent tous les deux, sous son nom,
le dernier de ces états depuis vingt ans.

« Le sieur Desaunais Marmillon, ancien chirurgien, ayant tenu
pharmacie ouverte, a fait épouser un domestique à sa servante et
leur a cédé sa boutique, qui se trouve maintenant confondue avec
une autre de draps et d'étoffes, qu'ils font valoir ensemble.

« Le sieur Solignac, fils d'un ferblantier, ayant fait le métier de
perruquier à Paris, s'est fait de lui même tout d'un coup chirurgien
et apothicaire.

« La femme d'un perruquier nommé Avoine, vend également, à la
barbe de la police, des médicaments dans sa boutique de chandelles
et de savon.

« Les sieurs Hervieu, Roussel et Bienvenu sont tous trois chirurgiens et exercent, en même temps, la pharmacie et la médecine. » (1)

(1) Archives du Calvados C 2809

TABLE DES MATIÈRES

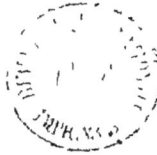

1931. — Imp. ADELINE, G. POISSON et Cⁱᵉ, Successeurs. 16, rue Froide, Caen

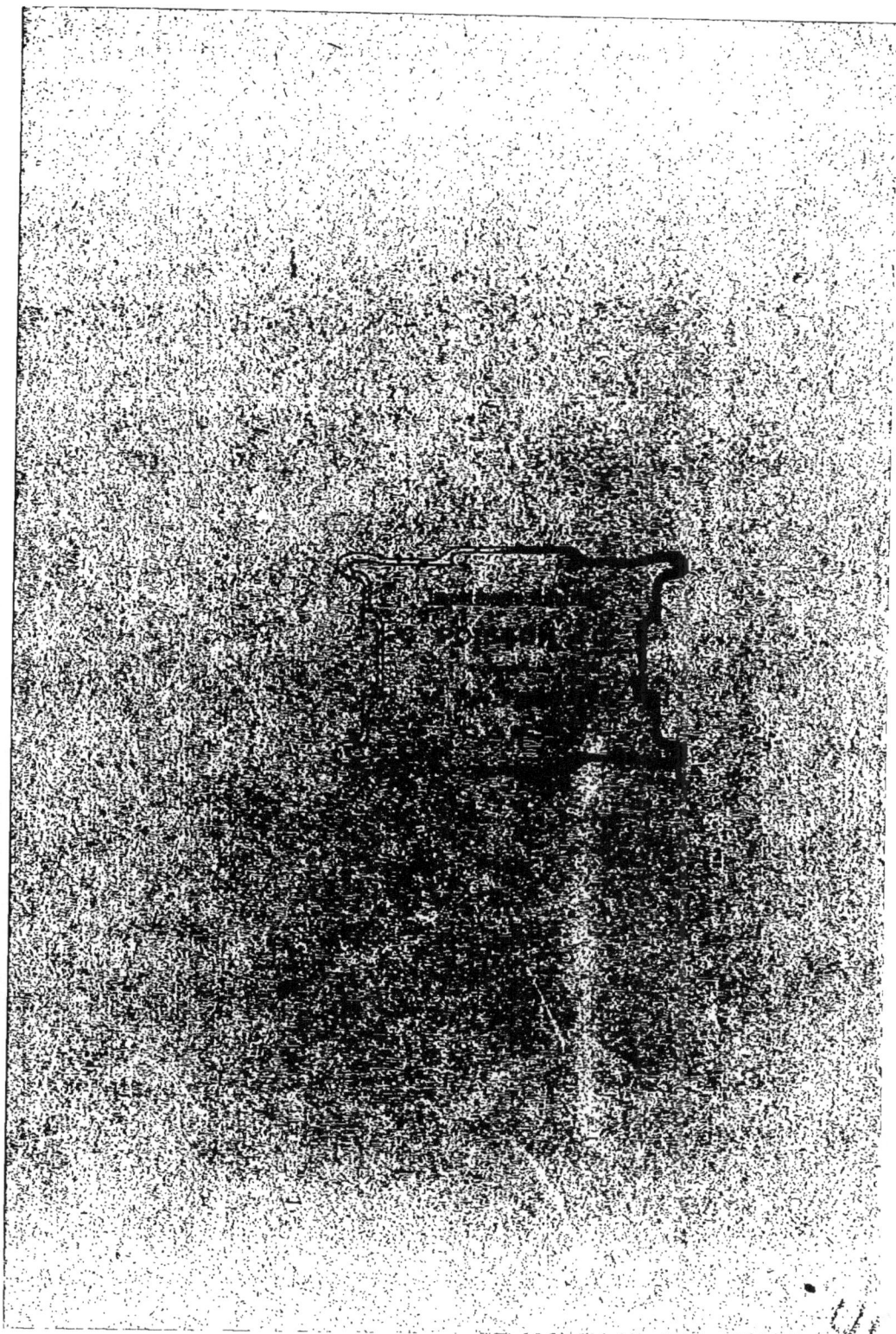

www.ingramcontent.com/pod-product-compliance
Lightning Source LLC
Chambersburg PA
CBHW071109210326
41519CB00020B/6235